U0017583

# 用愛發酵

和食物對話，
從我到我們的
療癒之路

柯沛如——著

食物，是愛自己

最直接的方式。

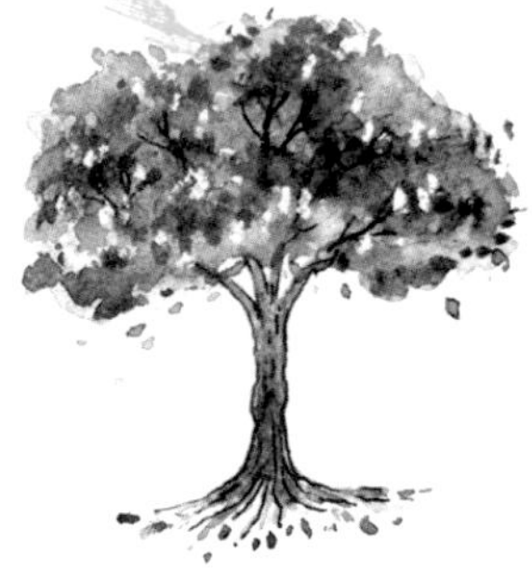

推薦序／

# 祝福沛如，天長地久

作家　蔣勳

我是在一九七六年回台灣的，已經是將近半世紀前的事了。半世紀的時間，台灣有多大改變？

一九七六年，前前後後，許多青年回到台灣，進到各個領域，讓自己的故鄉改變了面貌。在新聞媒體、舞蹈劇場、建築城鄉研究，在影視創作、司法改革領域……，半世紀前，他們英姿煥發的年輕身影，我至今記憶猶深。

半世紀過去，歲月催人老，這些意氣風發的身影，衰老了，或離開了人世，然而他們的故鄉，的確有了改變。

從軍事戒嚴到解嚴，威權瓦解，思想多元化，新觀念不斷萌生，許多人走向偏鄉小鎮，做更深入紮根的工作。

一個世代有一個世代面對的難題，一個世代有一個世代努力的方向。

半世紀後，發現自己這一代大多衰老了，有的因為過多的工作壓力，身體生出各種病痛。那個年代回到台灣的朋友，大多過了七十歲，退出社會的參與，到山林海隅，過平凡簡單生活，用另一種方式觀看自己的家鄉。

半世紀過去，有另外一代回來了。

這幾年，我常常喜歡看著年輕一代，從世界各個角落回來。

就像此時坐在我面前的柯沛如。

「沛如回來了……」見到少女時代就認識的沛如，很開心。

半世紀前出國的那一代，多是在台灣讀完大學。我是讀完研究所才去歐洲。

「沛如呢？」「十四歲。」她說。

整整早了十年。十四歲出國，獨自一個人，面對全新的環境，思考自己，也思考世界。

在《用愛發酵》這本書裡，我看到一個十四歲獨自走向世界的少女，有多少孤獨，有多少挫折，有多少文化的衝擊，然而，也有多少意想不到的驚喜，在面對世界千奇百怪的族群文化裡，學習了包容、尊敬與廣闊的愛。

這是一本談「飲食」的書嗎？這是一本關心「食療文化」的書嗎？

好像是，又似乎不止於此。

我在錄製podcast柯沛如的訪問時，了解了十四歲的少女，成熟到今天有一個三歲孩子的母親。她回到人的原點，講述自己如何努力做一個健康的人，「食療」是為了克服身體上免疫系統的問題。從少女到結婚，身體承擔新的生命，勇敢不去醫院，學習在家中待產，讓丈夫一起參與母親誕育嬰兒這樣莊嚴神聖的時刻。

半世紀過去，我的家鄉，新的一代，可以這樣談自己作為一個健康的「人」的許多細節。

健康的人，從健康的台灣，走向健康的世界。

《用愛發酵》是一本回來愛自己的書，真實的愛自己，也許才是真實愛世界的起點。母親、父親、孩子，家、食物、生活，回到人的原點，沛如自信也自在，分享她成長的可貴經驗。

在垂老的時刻，看到故鄉意氣風發的一代，沒有我當年的焦慮恐慌，如此平和真實書寫他們的生命嚮往。

我衷心祝福沛如的理想，天長地久。

推薦序／

# 從舌尖到靈魂的一趟生命之旅

穀東俱樂部創辦人　賴青松

其實，跟沛如碰面的機會並不多，她從年輕時代便悠遊於各大洲之間，親炙各國多元文化的魅力，而我卻早早底定志向，用務農的方式將自己的根深深紮下台灣故鄉的土地。原本這樣的兩個人相遇的機率可說微乎其微，但從土地到餐桌／從舌尖到靈魂的這個時代的大浪潮，讓我們有這份相識相惜的機緣……

對沛如的印象是沉默少言，安安靜靜的身影卻蘊藏著溫柔堅定的力量。從她書中的描述，才想起當年她來到宜蘭，走訪穀東農場的時候，還不過是個大學剛畢業不久的大孩子，只知道她因為過敏體質的緣故，對於食療與農業很有興趣。因為自己家中也有個過敏兒，對她不畏命運考驗，試圖尋找一條屬於自己的天命之路，也留下了深刻的印象。

後來幾年斷斷續續聽聞沛如的消息，總是在太平洋兩岸之間往返穿梭，直到多年之後，她帶著一身健康黝黑的膚色再訪宜蘭，身邊已經多了一個可愛活潑的查甫囡仔，還有一位高大體貼的先生，我才知道她已經建立一個美好的家庭，還帶回了滿滿的屬於人與食物／土地的故事。

也從沛如在書中娓娓道來的點點滴滴，自己才明白當初那一見如故的感覺從何而來了。纖細而敏感是上天美好的禮物，但是當身處一個失速運轉，靈魂早已追不上頭腦的時代，這份敏感卻成為莫名的原罪，因為每天每刻都有無數的感受湧現，卻怎麼也找不到可以精確表達的話語，也難以覓見適合分享共感的友伴知音。或許就是這一份沒有得到理解的情緒能量，終究得在心理或身體尋得一處出口，才讓我們能夠平衡失序的身心，繼續面對每日紛擾不歇的人世種種。

於是乎，三十歲那一年，自己選擇離開台北，歸農進鄉，紮根土地，藉由俯仰天地的農耕勞作來療癒自己疲憊的心靈。而青春正盛卻身體逆襲的沛如，則選擇了日日三頓的餐桌，洗手羹湯，藉由食物與身體的親密共振，摸索屬於自己也繫連所有人類的身體健康密碼……

衷心感謝沛如願意寫出這段精彩的生命故事，從最平凡不過的每日三餐，心底細思熟慮的自我對話，乃至於跨越種族與文化的飲食觀點，人與人之間回到最初單純的分享與愛，沛如真真切切以身為度，如實展現了一個人面對生命考驗時的勇氣與自信。也讓我們明白，無論是送入口的食物，或是說出口的故事，只要我們願意誠實共享，都是人世間最美好的禮物。

推薦序／

# 相信好的食物的重要

永豐餘生技總經理　何奕佳

比起沛如和其他許多人，我真的幸運很多。從小到大，我始終擁有健康的身體。我喜歡在家做菜、吃飯，但偶爾在外與朋友聚餐，靈敏的舌頭總讓我吃出各種添加劑、食材不太天然的養育歷史，甚至是基改的品種。為了在社交上不尷尬，我都能禮貌的吞進肚子而無大礙。隔天頂多感覺身體有點疲憊，稍做點運動、流點汗就過了。

二十年前開始踏入有機行業，也是因為家裡長輩的身體出現狀況。在陪伴的過程發現，除了醫院能協助的保守性治療之外，能夠讓身體減少不該有的負擔、長期對健康有幫助的，是自然孕育出來的食物。那時候大部分的人沒有聽過有機，生態養殖或原生種的概念更是沒有。大部分的食物都走在能夠高產、漂亮、低成本的慣行農法路上已經許久。食物為了看起來、吃起來更商品化，工業化加工過程也變得早就理所當然。

食物跟人的關係，似乎已經脫離原本自然的存在，也因為這樣，有些人生病了。而我最早的工作，就是成為失去健康的人與剛剛開始夢想嘗試永續農業的農人之間可靠的橋梁。要找回健康，必須辛苦的找回人與所處的環境、自然、四季所孕育食物的循環與平衡的關係。

雖然大家都知道，如果計算工業化食物對身體的隱形傷害，以及對環境與地球暖化的成本，其實並沒有更划算。但現實就是，這些傷害的成本都不是即時的，所以常常被人忽略。我有幸在年輕時就看到永續農業在對待環境上的區別。不只有很多理性的數據佐證，好的農業對於固碳、減碳、生物多樣性有極大的幫助；我在有機農場親身感受到健康的土地孕育出來的植物，或是那些飛奔亂跑的動物，那股充滿能量的存在與其他慣行農業有多麼不同。我堅信永續這條路是對的選擇，而我最重要的工作是把我的所見所聞，像個說書人不停的傳遞給別人。

感謝沛如願意用自己親身的經驗分享永續食物故事。她協助水蜜桃農搶救體型嬌小而沒市場的品種，感受著原生種因為適地適種所孕育的絕妙風味，遠大於它看上去的價值。她透過敏感的身體，感受到順應時節從農夫市集買來的食物，對身體療癒是這麼不同。她親身體驗殺雞，感受好好對待動物、珍惜食物來源的敬畏之心。透過她有如實境般的分享，我相信，即使沒經過她身體所經歷的痛苦，你也能更相信好的食物的重要。

# 她們的熱愛推薦

表面上談的是食物、是療癒，深層裡其實是告訴你怎麼透過食物去愛自己、愛孩子、愛土地，怎麼從廚房重新和大自然連結，怎麼從餐桌找回最單純的愛的方法。

——作家 **龍應台**

這是一本關於如何和食物相處的書。娓娓敘述作者在人生路上，如何歷經東西不同國度的飲食與生活境遇，病痛的糾纏打擊，單身、妻子、母親的角色轉換，還有一波波當代健康和食物思潮的洗禮……，繼而從中逐步思索、體驗、領悟、學習，真切踏實地聆聽身體與感官與內心的覺知與呼求，和食物、和自然甚至這世界好好相處的方式，讀之動容不已。

——飲食生活作家、《Yilan美食生活玩家》網站創辦人 **葉怡蘭**

透過每次進食，聆聽自己的身體，並明白每份用心種植飼養烹調的食物，都是來自地球的支持與祝福。沛如用她的生命、身體力行食療法，也希望她的分享能成為一份美好的禮物，來到你面前。

——主持人、作家　**曾寶儀**

Peiru has dedicated herself to healing the food system through story, empathy and connection (through Food Culture Collective), and through her work she offers an in-depth understanding of a future of wellness we can create together.

（透過故事、同理和食物文化合作社的連結，沛如致力於修復這個食物體系；她的深刻理解，提供了一份我們可以共同創造的健康未來的藍圖。）

——二〇一七「詹姆斯比爾德獎」〔James Beard Award，譽為餐飲界的奧斯卡獎〕領導獎得主　**羅怡婷**

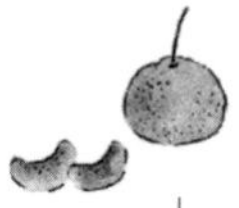

# 目錄

PART 2

## 食療不是一個人的事

PART 3

# 食育，愛的進化論



PART 4

# 跟食物做朋友

PART 5

## 重新定義食物

前言／

# 食物是記憶，是文化，是愛與療癒

在台灣長大的日子裡，我不記得餓肚子是什麼滋味。

連家庭影片裡拍到自己看繪本看到一半大哭，媽媽溫柔地在攝影機另一端說的是：

「小如不哭，等一下要吃冰淇淋喔！」

兒時記憶中豐衣足食，這安穩的成長過程，奠定了我和食物的友好關係。

生長於一九八〇年代，在台北士林山上念小學那六年，是我人生難得單純滿足的日子。記憶中，每天午餐的便當有肉有菜，都是家裡親手做的。打完籃球後，回家路上可以在公車站旁的攤子，用零用錢買個熱騰騰的碗粿果腹。

雖然在台北長大，我的成長過程離食物的源頭不算遠。家附近有間鰻魚工廠，回家路上總喜歡逗留，看著工人裝著一袋接一袋咕溜咕溜的漆黑鰻魚。隔壁鄰居家的傳統梯田，大石頭砌成了美麗風景。我一個人在院子裡玩時，看著農夫們長時間在大太陽底下工作，知道餐桌上的食物就是那樣種出來的。媽媽時常帶我上傳統市場，乾淨的小手從一雙雙要嘛黝黑、要嘛指甲下有著深紅血跡的手裡接過新鮮青菜魚肉。雖沒親身經歷過辛苦，可是腦中有個印象：食物得來不易。

十四歲那年，我隻身前往美國波士頓郊外住校念書。飄洋過海，第一次感受到心靈的飢渴。印象最深的是學校老師第一次帶我們到亞洲超市，面對著滿牆看似熟悉的食物，一股激動湧上心頭。購物籃裡滿滿裝了好幾盒可以微波加熱的真空包裝白飯、海苔香鬆、米果。我想念溫暖的家，與餐桌上總是擺滿熱騰騰食物的幸福。

但是，能夠沉浸在他國文化裡，是更深的渴望，因為世界上還有這麼多不一樣的人事物。我央求父母讓我到西方念書，就是希望藉由美國的多元民族社會來認識這個世界。出了國，我便睜大眼睛，竭力吸收各種資訊和文化體驗。

還記得剛到美國第一年在波士頓同學家過復活節，朋友媽媽在後院藏了兩套不同顏色的復活蛋，發給我們一人一個籃子收集彩蛋。一套塑膠蛋裡藏了各式各樣新奇的巧克力和糖果。意外的是，朋友媽媽竟然在另一套彩蛋裡給我們一人藏了一條性感丁字褲，我拿到的是淡藍色有蕾絲邊的樣式。她說：「這是現在最流行的『維多利亞的秘密』（Victoria's Secret），大小剛好可以塞在蛋裡。」對於在保守華人社會長大的我來說，這真是震撼的文化體驗。（酷媽不知道我沒有看過真的丁字褲，尷尬地收下後，到現在還放在抽屜裡沒穿過。）

高中時，跟同學回到她在北卡羅萊納州夏洛特的家，第一次過感恩節。從小在家吃東西，都得在桌子前坐著好好吃；但在朋友家，我們下午窩在沙發上看電影吃爆米花和冰淇淋，晚餐時我們圍坐著分享今年的感謝，吃烤火雞，還有他們家特製的醃漬西瓜皮和胡桃派。派上頭滿滿的胡桃，飄著焦糖的香味，厚實又帶有沙其馬的鬆軟，最好再配一球香草冰淇淋。第一次吃胡桃派就被征服，就此留下無法取代的感恩節的甜蜜回憶。

在美國留學期間的文化體驗，都連結著食物的印記。在我生命往後的日子裡，只要再聞到、再吃到，當年的記憶立刻鮮明湧上。

念威廉斯大學（Williams College）時，我創辦口述歷史組織「讓我告訴你一個故事」（Let Me Tell You a Story [Storytime]），透過每週一次的活動，邀請學生、教授、職員分享重要的生命故事，鼓勵一種打開心胸、聆聽彼此的群體文化。我們會為故事分享者烘烤他最喜歡的餅乾，各個不同的餅乾風味，為每次的分享註記了味道的記憶。

在一次次陪伴講者探索、準備他們故事的過程中，我深刻了解到：即使有著不一樣的文化與生命歷程，但不管你從哪裡來，富裕還是貧窮，男或女，年少或年長，我們其實並沒有那麼不同。我們都希望快樂、被愛與受尊重，但我們也都得面對失落、失敗與孤獨。我看到真誠、無偽裝、無修飾的故事，能卸下人與人之間的高牆。

二〇〇九年大學畢業前，幾個特殊的機緣讓我去了泰北、開普敦和紐奧良當義工，還去了西班牙、英國和義大利念書。全世界跑了一遍，對於多元文化的渴求終於暫時滿足，我回到台灣，準備好好聆聽自己的文化，用不同角度認識成長的土地。這時，身體突來的疾病卻帶我走上了另一條路，好像在跟我說：「等等，妳還有東西要學。」

面對免疫疾病，不為人知的辛勞其實是身心的孤獨擔憂。曾經的關節肌肉疼痛、全身性的疲累，只有自己懂。曾經我帶著賭氣的心情，隻身一人前往美國灣區學習食療。在陌生的領域裡尋尋覓覓，開著車自己去看醫生、買菜、上課、當志工。那是一段孤單又疲憊的路。

當時我一心為了對抗免疫疾病在美國研究食療，後來卻意外發現：食療不只是營養學，吃什麼、不吃什麼，並不是食療的重點。重點是更大的人生功課：學習聆聽身體說的話、認知共好的療癒選擇、動手播種和下廚、踩進泥土走入農田、認識自己的文化和所在地的殖民前飲食文化，以及釐清社會植入的價值觀和發掘真正認同的價值觀有何不同。

在我透過食療關照自己的過程中，我幸運地認識了一群食農界的友人，他們不只提供了我療癒身心的食材，更讓我看到在面對地球整個大環境的問題時，也能創新思考，跳出傳統的商業經營模式，提出解決方法；他們以群體為優先考量，帶著希望走在這條路上。

從他們身上，我學到，食療不只是一個人的事。我們從來不是獨立個體，每一個人、每一個動植物都與我們緊密連結著。真正、長久的健康，需要建立在健全的社會群體和永續的大自然中。我們每天可以透過食物選擇愛與療癒自己，以及非常重要的，學會愛與療癒這個世界。

這些食農朋友用心熱愛這片土地，竭盡所能地提供給我們美好的食物與養分。為了回應他們的愛，我創辦了「食物文化合作社」（原名Real Food Real Story，二〇二二年更名為Food Culture Collective），以基金會的形式，讓他們的故事被更多人聽見與傳頌。在這本書裡，除了分享自己的經歷之外，也希望這些美國慢食界的聲音，能為讀者帶來新的飲食觀念。

而我，從一開始孤單地面對身體疾病，到漸漸了解整個大環境與我生活的小世界是如何產生關連、互相影響的。當我越是了解大環境發生了什麼問題，包含農業用藥、單一作物、食物浪費、消費者完美主義等，我越是清楚知道，為什麼我的身體會有這些反應，為什麼要和自己好好共處如此不易。

我也認識其他朋友，不論是過敏或更複雜的狀況，即使外表沒有明顯的症狀，內心卻暗自承受著疾病帶來的苦惱。夜深人靜時、不能參加聚會時、不能達到期許的人生目標時，自己好像被世界遺忘了。

也許你也和過去的我一樣，因為身體病痛而感覺孤單。明明身體已經那麼辛苦了，還要加上心理上的傷。也許你有家人朋友正在面對病痛，卻不知道該怎麼陪伴他、支持他；也許你已身為父母，有心想要更有覺知地過生活，為孩子打造一個不同的家庭文化。翻開這本書吧！

這本書敘述一個喜愛人與文化的台灣小孩，在食物的帶領下，踏上了一段全新的旅程，花了十多年重新認識自己，以及自己和這個世界的關係。這是一本寫給你們的書，也是

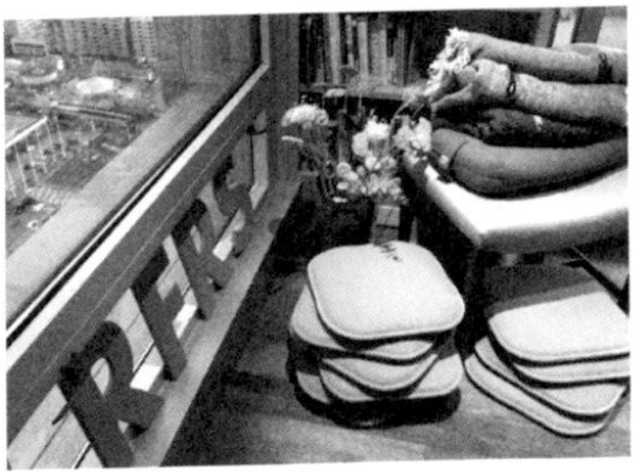


RFRS 基金會活動一角。

寫給十年前的我的。沒有遇上生病這件事，我不會碰到這麼多充滿希望的人，正體驗著用不同角度看世界。幸運的我，在面對疾病時擁有許多選擇，讓我有能力去反思、打破從小以來和自己相處的方式，讓食物幫著我愛與照顧自己。

透過這本書，我想告訴十年前的自己：你已經走在療癒的路上了，這個過程直到生命結束的那一天前，都不會停止。

透過這本書，我也想告訴你們：我也許不能完全了解你目前面對的困難，不過我願意陪在你身邊，在你覺得無助的時候替你加油。前方的道路雖然充滿著未知荊棘，但同時也有無數精彩的果實在等待有心人。

走吧，
你已經在療癒
的路上。

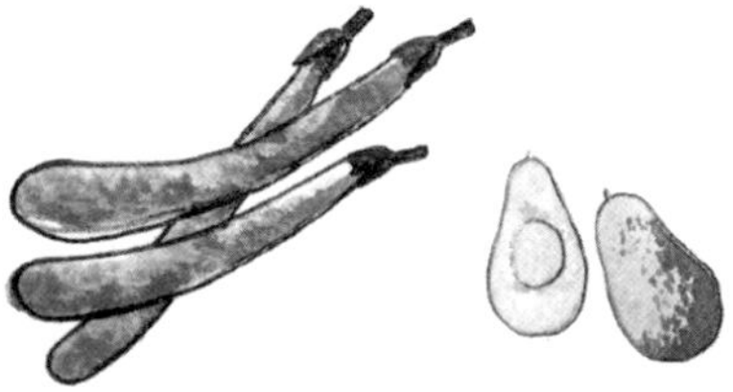

PART
1

# 走上食物療癒這條路

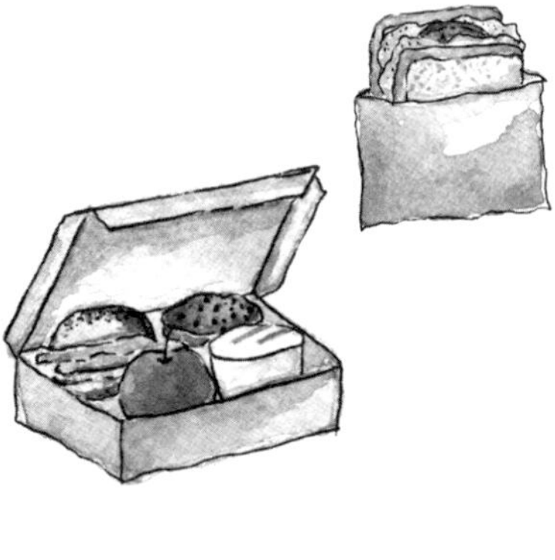

# 接受身體給的「不」

突來的免疫疾病，激起我學習食療的動機，打開了我看待健康的新視野。但是那時才剛出院的我，為什麼會拖著疲累不堪的身體隻身搬去美國？為什麼醫生囑咐我要多休息，減少生活變動時，我會如此倔強地去找尋其他選擇呢？容我花一些時間從小時候道來。

哥哥曾跟我說：「妳從來沒叛逆過。有一天妳會爆炸。」

或許他是開玩笑，但成長過程中我真的很乖，渴望得到母親的認可。母親不會用禮物或讚美來表達對孩子的疼愛，但為了媽媽一句「你很乖」，我願意為她的期許赴湯蹈火。

小時候媽媽說我太瘦了，要多吃一點。為了她，我像養鵝肝一樣，努力要求自己多吃，希望能在一年內體重達到四十公斤。不論肚子飽、肚子痛，我還是繼續吃。雖然從小我就時常鬧肚子痛，媽媽也耐心帶我看過不少醫生，但當時我只重視媽媽對我身體的評價，遠遠超越我對自己的了解。如果媽媽覺得我太瘦，那她一定是對的。

一年後，我還是沒有四十公斤，也開始不太友善地把自己形容成「又瘦又黑的猴子」。我總是定時服用各種中藥西藥，卻還是家人心裡口中那個「從小身體弱的孩子」。我只能認命的乖乖聽話，以為這樣就會得人喜愛、就會成功、就能找到健康。

## 醫生給了我人生最大的一個「不」

但是哥哥不知道，他其實教了我怎麼叛逆。

哥哥大我快七歲，國三聯考完那年他就去美國讀書。很快的我就知道，哥哥的生活跟我很不一樣。他在美國的學校可以演音樂劇，有各種運動項目，哥哥穿著長曲棍球（lacrosse）校隊制服的樣子很帥；而我在台灣，體育課、美術課總是被取消來補國文和數學，我連踢毽子都不太會。國中時念了需要住宿的女校，除了早自習，晚餐後還有晚自習。我越來越嚮往美國的教育。

還記得國二那年的聖誕節，我跟爸媽說，我也要像哥哥一樣出國念書，爸媽給了我人生第一個「不」，原因是他們覺得女孩子不適合太早出國，可以等大學念完再去。當時我心想：「這一點道理也沒有。為什麼因為我是女生，就不能太早出國？」我知道這會是影響我一生的分岔點，便向父母據理力爭，最後他們同意放手。

能出國不容易，所以真心感謝能去美國學習，認識多元文化。這一走，走出了自信，也走出了不輕易接受「不」的韌性。

高中暑假時，我去泰國北部的偏鄉教英文，看到當地升學的困難，便獨自創辦了泰圓（Thai Circle）基金會，自己辦攝影展募款，即使語言不通也不減意志。升上大學後，我在一場校園演講中深受啟發，決定跑到南非開普敦貧民窟的愛滋病診所當志工，那是連當地人都覺得十分危險的罪犯集中地。大學期間，我也創立了「用藝術改變社會」（Arts for Social Change）的學程。當時剛好碰到卡崔娜颶風，我希望透過藝術喚醒更多人對災民的關注與討論，於是自己找教授開課、設計學分，成功通過了艱難的大學學程申請。這是我的叛逆方式。

記得媽媽常常感慨地說：「為什麼妳總要去做很困難的事情？為什麼要把人生搞得這麼複雜？」

但我就是喜歡既真實又在乎的生活。想要到處看看世界，認識不一樣的人，將這一生過得很充實。不知不覺間，我已不再是孩童時的那隻小猴子了。

大學畢業後，衝勁十足、充滿理想的我，一心一意想回到台灣，把過去創辦非營利組織和口述歷史團體的經驗帶回來，認識這片土地上的人和事。我開始建立社群、舉辦活動、準備企劃案。當我編織著理想時，萬萬沒想到最常跑的地方竟然變成了醫院。身體突來的疼痛與腫脹，讓我每天精神越來越差，陸續到不同科別求醫。多半的醫生遇到病人身體疼痛，第一步就是安排血液檢查，如果數據找不到答案，就要你回家多休息，不然就多運動。直到一位醫生安排我做腦部斷層掃描，檢查報告一出爐，赫然發現腦裡有個血塊。

我還記得那時一整個緊張的氣氛，立刻安排住院，準備輸入抗凝血劑。那天晚上，父母跟我討論著要到哪一家醫院做接下來的治療，我把頭垂靠在桌上不答話，心裡想著：「為什麼？為什麼是我？我才剛出社會，還有未來嗎？」這突如其來的改變，我無法接受。

醫生的診斷是抗磷脂抗體症候群，免疫疾病造成凝血功能出了問題，血塊症狀需要儘快解決，否則不但會造成腦部缺氧，甚至引發中風。得到診斷的瞬間，醫生給了我人生最大的一個「不」。

我問醫生：「這個免疫疾病治得好嗎？」

「我只能說，可以用類固醇和免疫藥物防止它變得更嚴重。」

當時正懷抱著創業夢的我，彷彿被這場疾病否定了一切。

「那我還可以為自己做什麼？」

「定期回來驗血，減少環境的巨大轉變，比如溫度突然改變，或是坐飛機時都要小心。」

這樣的對話在現代醫療諮詢中稀鬆平常，也普遍被民眾接受。吃藥、回診、小心注意是基本醫囑。

也許是一個人出國太久，習慣靠自己解決所有問題，喜歡挑戰權威，因此，靠他人（或靠藥物）對我來說不是個「對策」。身體的「不」讓我得暫時放下創業的夢，可是醫生的「不」我不能接受。我不能只抱持希望，不能只是等待。

我需要為自己的健康做些什麼。

於是，我先去找了中醫。醫生替我把脈、開藥，提醒不要吃冰的。跟看西醫的體驗差不多，都是認為病人乖乖吃藥是最要緊的功課。看著中醫師寫下許多和食材有關的藥材，讓我想起從小就知道的大道理——飲食養生，以個人體質為根據，隨著節氣而調整。中醫將食物分成五種屬性（溫、熱、寒、涼、平），而利用食物調養體質，可是祖宗幾千年以來累積的大智慧。

同時我也想起，哥哥曾經去過位在南加州聖塔芭芭拉的白蓮瑜伽中心（White Lotus Foundation），進修教授瑜伽的認證。哥哥告訴我，那是個療癒他身心的基地，我決定也去一趟。

## 當我不斷責怪身體，它為什麼要跟我合作？

白蓮瑜伽中心窩居在隱密的山腰一隅，俯瞰著平靜的海面。連加州大缺水時也不影響白蓮的天然瀑布，這塊土地有靈氣。長達十六天從早到晚的課程，對生病的我來說十分困難。每天兩次的體位法練習，對我是體力的大挑戰。當大家正汗水淋漓地練習不同招式時，我卻累得趴在瑜伽墊上，失望地回到嬰兒式。

有一天我提早離開教室，獨自坐在大廳沮喪哭泣。當時的主廚碧翠絲·羅森（Beatrix Rohlsen）穿著圍兜走過來關心：「妳怎麼了？」「我好累，我只希望身體不再疼痛。」「親愛的，妳如果想要康復，妳必須先接受妳的身體。」

碧翠絲直率的回應，震驚了我。當我執著於反抗醫生的「不」時，我忘了更深的功課：「接受」身體給的「不」，接受當下的狀態。

面對疾病，我把身體看待成一個需要解決的問題。我想把病治好，我想要不再疼痛，我想要回歸事業跑道。我不斷督促自己做更多，希望達到以往的體力表現。可是身體已經不停地說：「不要，不要。不要再逼我了。」不知不覺，身體成為我的敵人。我對它不滿意，覺得它連累了我，力氣花在生氣、失望、沮喪上。我要求身體改變時，狀況反而每況愈下。疾病帶來了「痛」，我的反抗帶來了「苦」。

諷刺的是，免疫系統出現疾病，意指身體不分內外、搞不清楚狀況地攻擊自己。當生理上有了免疫問題，我在心理上也同時不分內外、不時地攻擊自己，忘記我和自己應該要站在同一陣線。當我不斷地排斥、責怪我的身體時，它如何能修復？它為什麼要跟我合作，讓情況好轉？

就是這樣，我來到了在大廳獨自哭泣那天。

碧翠絲的當頭棒喝，提醒了我，免疫疾病已經是我身體的一部分了。它不是個問題，它不是敵人，而是需要我陪伴和疼愛的夥伴。

我的身體是我的夥伴。它給予我生命，給予至今體驗過所有的好與美。現在它需要我，需要我聆聽它所需。慢下來、溫柔的，面對現在。

回頭來看，我好感激碧翠絲，在我剛生病不久就點醒我看見自己的固執和過度積極。與其努力做些什麼，期望立即改變疾病本身，我選擇走上身心靈的療癒之路，從聆聽與接受開始。

這截然不同的態度，立刻改變了我後續的瑜伽課程體驗。我不再強求身體，想做多少就做多少。嬰兒式成為安全的避風港。我不再失望於身體需要回到這個休息的姿勢，回到這裡，反而可以安靜地聆聽身體所需。

當我不再浪費力氣去排斥、厭惡身體，我的感官也重新打開，開始享受碧翠絲為大家準備的三餐，第一次感受到食物的能量。這十六天的課程，每天都帶來心境和體力的起伏：興奮、平穩、怠倦、疲憊、想放棄、期待、需要穩定。我發現碧翠絲設計的餐點能呼應我的需求。

燥熱疲倦時，一碗碧翠絲靜心準備的阿育吠陀蔬豆粥（kitchari），有穩定的能量。蔬豆粥的主要食材是綠豆仁、米和許多印度香料。阿育吠陀認為蔬豆粥容易消化，能平衡修復。從中醫觀點來看，蔬豆粥的食材可以暖胃消炎，排毒去濕。從營養學來說，則提供了運動後肌肉修復所需的蛋白質來源，都有道理。

身體的回應是最真實的。當我日復一日用瑜伽、冥想、食療疼愛身體，在我修畢瑜伽課程準備離開時，身心靈頭一次感受到發病以來的舒緩。

中醫告訴我除了藥膳還有食療的功夫，碧翠絲則讓我親身體驗到食物可以直接跟身體溝通，和滋養所需。每天我們都得進食三次（或更多！），每次我都可以更有意識地選擇食物。這些體驗讓我決定進修研究食療，把身體給的「不」轉換成學習疼愛自己的契機。

心靈食物

是用尊敬大地的態度，

用心烹調出來的食物。

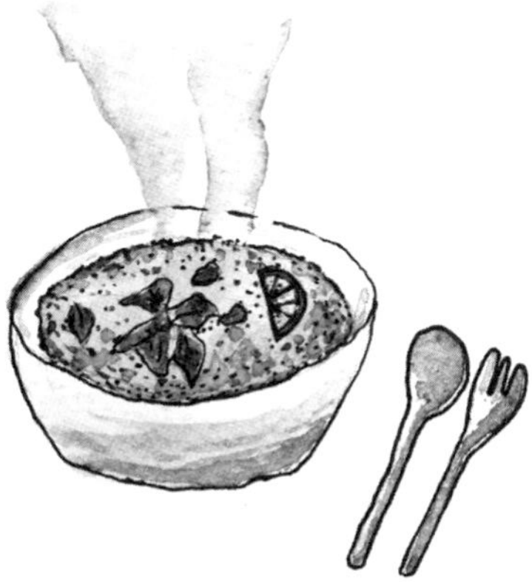

# 巧克力的誘惑

從台灣看美國，人們心中總是充滿憧憬，我也不例外。

外婆年輕時在美軍顧問團當秘書，會從福利社買巧克力糖回家。巧克力糖裡面有米香（puffed rice），鬆軟有致，是媽媽甜蜜的童年回憶。當年的社會經濟狀況可以吃飽就不錯了，巧克力可說是奢侈品，通常只有美國家庭才有。這種對美國物資充裕、經濟發達的印象，早早就在當時人們的心裡形成。

「西方好」這個觀念讓我決定出國念書，帶著一股熱情，準備大力擁抱美國文化。

## 我的體質就是需要溫暖的飯菜

在正式出國念書前，小學暑假媽媽曾帶我到

波士頓郊區參加夏令營。當時我們手邊沒有便當盒，也沒有蒸鍋，只好學美國人帶紙袋裝的三明治和乳酪絲（string cheese）。

炙熱的陽光遍灑，同學們坐在大樹下吃午餐。我偷偷看著身旁的人帶了什麼：果醬配花生醬三明治、餅乾配起司和火腿片、蘋果、洋芋片、果汁。看來媽媽準備對了！正當我放心地要直接咬一口乳酪絲時，我看到一位同學也拿出一樣的東西。她的金色頭髮上有可愛的蝴蝶結，穿著鮮豔的T恤和短褲，Converse球鞋的鞋帶沒有繫，而是直接塞進鞋裡。她一邊跟朋友聊天，一邊熟練地把乳酪絲撕成細條狀，揚起頭一條一條慢慢垂進嘴巴。喔，原來是這樣吃的。我依樣畫葫蘆，揚起頭來吃乳酪。

午餐後是工藝活動時間，大家熱絡地用彩色扭扭棒做著不同形狀的動物和花朵。我卻只注意到身體越來越冷，甚至打起噴嚏，心裡默想：「我吃熱便當習慣了，身體怎麼這麼沒用呀！」

多年後我回頭去看，才發現當年的我多傻，用西方的文化標準衡量自己。就算不做科學實驗也應該知道，一個習慣午餐吃冷食的美國人，和從小吃溫熱便當的孩子，是不能比較的。文化不同、體質不同，怎麼比?當年的我未曾想過：「對，我是習慣熱食，也許熱食比較適合我的身體呀！」長大後才了解，多數亞洲女生的身體本來就比較寒，我的體質就是需要溫暖的飯菜。年少的我，用西方文化作為標準，一次一次否定自己。不信任身體的聲音，竟是從小不知不覺累積來的傷害。

崇尚西方思維帶來的這種自我否定，和美國好像什麼都是「對」的認知，持續跟著我多年。

高中時我在加州住校，已經完全習慣西式飲食。早上上課前，跟老師去海邊衝浪，回學校路上買個墨西哥捲餅咬一口，再加點番茄莎莎醬。鬆餅、披薩、沙拉、義大利麵是我餐桌上常見的食物。當時，我每天腦袋裡充滿著新的體驗，忘記了想家的滋味。

直到有一回，同學們鼓吹去大賣場吃中國菜，我才發現，到加州好幾個月都沒有想吃中國菜。當時附近只有熊貓快餐（Panda Express），身為團體中的華人代表，我自然而然擔起點菜的任務。看著熱燈下一大盤又一大盤不知多久前就炒好的菜，勉強點個炒麵、橙汁雞（orange chicken）和花椰牛肉。餐廳裡頭是塑膠桌椅、用起來不順手的竹筷子、炒到黃掉的花椰菜，都與我所認知的中華料理劃不上等號。當同學們評論：「中國菜怎麼吃起來都這麼油呀！」我只能尷尬一笑。

## 崇尚西方，代價是不知道如何看待自己的文化

在台灣長大的我，學習到的飲食習慣是：大口吃飯，有肥才香，不要吃冰的。到美國讀書這段期間，我又被當地的主流文化灌輸了一套新的認知：低脂最好，喝牛奶才會長高，要計算卡路里控制熱量。

我從未懷疑學校餐廳提供的食物，從未查問超市結帳走道旁的零食內容。漢堡、薯條吃得津津有味，都快忘了我可是吃白米飯長大的。慢慢的，我不再想念中國菜，學會用微波爐把猶太餅和沙拉吧的食材做成披薩，甚至開始拿自己的身材跟同學房間牆上的海報模特兒比較。

崇尚西方思維的直接代價是，我不知道如何看待自己的文化。當我認為西方文化高高在上時，中華文化就相對較低。雖然我知道「熊貓快餐」完全無法代表有千年歷史的中華飲食，我卻不敢挺身捍衛我的見解。當時我只知道，我是個外國人，能來美國學習已經很幸運了，感恩知足融入群體就好，其餘不必多說。

那時我不懂，單純地以為美國是個和平的文化大熔爐；多年後才慢慢了解到，美國深層的單一文化情結。

一六〇〇年代歐洲殖民者入侵美洲，奠定了美國的基本文化思維。美洲野牛的故事敘說了這全面性的侵襲。美洲原住民對美洲野牛有深厚的情感：野牛不只提供了原住民穩定的蛋白質來源，還能供給保暖過冬的皮毛和生活的工具。原住民認為野牛是他們的親戚，自古以來便以永續的方式與野牛共處。

殖民者到來後，開始大肆掠殺美洲野牛，甚至刻意讓野牛瀕臨絕種危機。一八六〇年後，殖民者多次強迫原住民搬離家園，焚燒作物和撲殺家禽，透過控制食物鏈以控制原住民。無家可歸的原住民所領到的配給，包含麵粉、糖、豬油、咖啡、罐裝肉，改變了他們的飲食習慣和原本對食物的自主性，甚至帶來糖尿病等健康問題。（*）

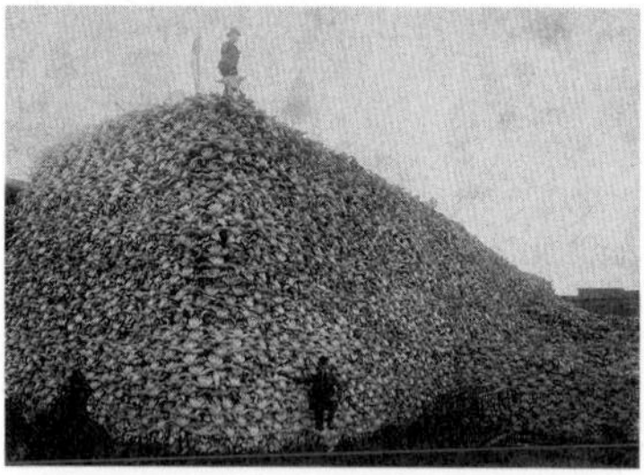

1892 年密西根碳工廠外的野牛頭骨山。（底特律公共圖書館伯頓歷史館藏）

這是美國創國之前就奠定的思想基礎，從飲食文化就可以清楚看見。雖然今天美國是由多元移民組成，但起源於歐洲的飲食才為王道。其他的，如原住民、被奴隸制度強行帶來的非洲流散者（African diaspora）、墨西哥人、華人等其他僑民的食物，都被排擠成次等文化。一邊要求它便宜，一邊嫌它不夠優雅，甚至抹黑它不夠健康。

但我心裡深刻知道，多元文化是這個世界美麗的基礎，歐洲飲食之外的料理都各有長處，各具特色。

另一方面，美國現代自身的飲食文化也是充滿糾結：

- 什麼都要低脂（low-fat, fat-free），可是餐後常配個佈滿奶油又多糖的甜點。
- 許多人分不出什麼是地上長的、什麼是樹上摘的。
- 肉和魚一定沒頭沒尾，最好還要沒骨沒皮。
- 法式廚藝學校幾乎成為知名廚師的必經之路。
- 位於海岸線的加州，特別注意飲食營養健康，注重當地、當季和小農經濟。但美國的大政策還是以補助玉米、棉花、大豆等傳統大宗農作物和大型農場為主；有機農業的價格維持高不可攀。

我是誰？我要用怎樣的文化和價值觀衡量自己？許多未知的問題，都在我接觸食療的過程中，重新省思與面對。

* 參考資料：Lois Ellen Frank. *How Native American Diets Shifted After European Colonization.* 網頁瀏覽日期：二〇二三年五月十八日。https://www.history.com/news/native-american-food-shifts

# 跑農夫市集的食療初學者

在白蓮瑜伽中心受到碧翠絲精心準備食物的感動，成為我和身體溝通的起點。碧翠絲讓我親身體驗到，每天三餐不僅滋養身體所需，更可以透過食物直接和身體對話。於是，我開始思考，有沒有可能藉由研究食物，讓我學會跟自己的身體做朋友？

二〇一〇年六月，我帶著簡便的行李飛到了舊金山，準備參加包曼學院（Bauman College）的全人廚師課程。那天的天空是溫柔的淡藍色，風有點冷，可是對於興奮的我來說，剛剛好。

隔了幾天我才了解，那天的風和日麗並非常態。舊金山的夏天經常濃霧瀰漫、冷風颼颼，我趕緊打電話請媽媽寄來羽絨衣。就像馬克吐溫說過：「我經歷過最冷的冬天是舊金山的夏天。」而這趟旅程也將打破我所有的既定印象，重新認識人生。

剛到舊金山時，我沒有什麼親戚朋友，但對於這個被歌頌的、浪漫化的城市又好像一點也不陌生。我期待去看金門大橋、坐叮噹車、喝蛤蜊濃湯配酸種麵包。我也期待認識這個美國慢食文化的發源地。

## 尋找好食材：全食超市、農夫市集、彩虹合作社

包曼學院開學前，我迫不及待想認識當地的食材，幫自己打個底子。我直覺地認為，食材應是食療之本。有好的材料，才會有好的功效。當時的我還不懂什麼是「好」，只知道有機、無毒應該是基本要求。

大學時代曾經聽過的全食超市（Whole Foods Market）是遍佈全美的有機超市，舊金山也有好幾家。明亮的空間，商品在架上整齊的排列，空氣中飄著咖啡的氣味。我像個第一次走進糖果店的孩子，一條條走道慢慢走、一個個包裝細細看，研究標籤，研究食材。除了有機、天然、無添加糖、無脂肪外，店裡充斥著許多我摸不著頭緒的名詞：無麩質（gluten-free）、無乳糖（lactose-free）、非籠養（cage-free）、放養（pasture raised）、原始人（paleo）、生（raw）……，我心想著：這些都是我未來的營養學科。

比起全食超市體面的食物擺放、精緻的廣告印刷，我更喜歡灣區週末的農夫市集。市集裡人群聚集，農夫和客人們熱絡談論，勾起我小時候跟媽媽上菜市場的回憶。

我不記得媽媽帶我去玩具店或百貨公司，但一起去買菜的印象絕對是有的。媽媽會問：「妳想吃什麼？」彷彿整個菜市場的食材任我挑選。我喜歡新鮮的甜不辣，喜歡自己挑選想吃的青菜水果。和媽媽一起去傳統市場買菜，是興奮、幸福的時光。

舊金山灣區充斥著熱鬧的市集選擇：北灣的Marin農夫市集是加州第三大的市集；舊金山市的Alemany農夫市集是一九四三年成立，加州的第一個農夫市集，有較多的亞洲蔬菜攤位；市中心農夫市集（Heart of the City Farmers' Market）位於附近沒有超市的低收入區，提供較廉價的新鮮蔬果。

此外，每週六到舊金山的渡船大廈農夫市集（Foodwise Ferry Building Farmers' Market）買菜，是我最愛的例行工作。渡船大廈農夫市集有最多觀光客到訪，也會有許多推著大型推車的著名餐廳大廚，默默地造訪他們心儀的農場攤位，所以最好十點前去逛，才不會在人群中動彈不得。市集總有著令人驚豔的蔬果，像是德沃托果園（Devoto Orchard）超過八十種的原生種蘋果，大多是我從未聽過的名稱，從未品嚐過的脆、酸、香、甜。

舊金山禪修中心的綠谷農場（Green Gulch Farm）在此也有攤位，巴掌大的菠菜，鮮嫩又風味濃厚，輕燙後即可上桌。每年暑假，我等著萊傑爾牧場（Lagier Ranch）的布朗克斯葡萄（Bronx grapes，這是個瀕臨滅絕的葡萄品種）上市，淺綠粉紫，吹彈可破，風味有如一杯透澈香甜的香檳。在農夫市集，我能直接選購最新鮮、豐富、充滿土地養分的食材。直接把錢交給農夫，感謝他們辛勤種植，提供我們身體所需的養分。

除此之外，白蓮瑜伽中心的同學介紹的彩虹合作社（Rainbow Grocery Cooperative），也吸引了我的注意。彩虹合作社創立於一九七五年，承繼了舊金山的嬉皮文化，講求平等的精神，兩百五十位員工都是共同所有人，投票做所有的企業決定。合作社的核心精神為追求永續，竭盡所能向有機小農、當地小型企業進貨。

除了全食超市也有的產品，彩虹合作社還推廣環保，提供上百種無包裝（bulk）商品：散裝香料、茶葉、五穀雜糧、泡菜、果乾等。我開始學會帶保鮮盒來買菠菜義大利餃，玻璃瓶來裝蜂蜜、橄欖和味噌，

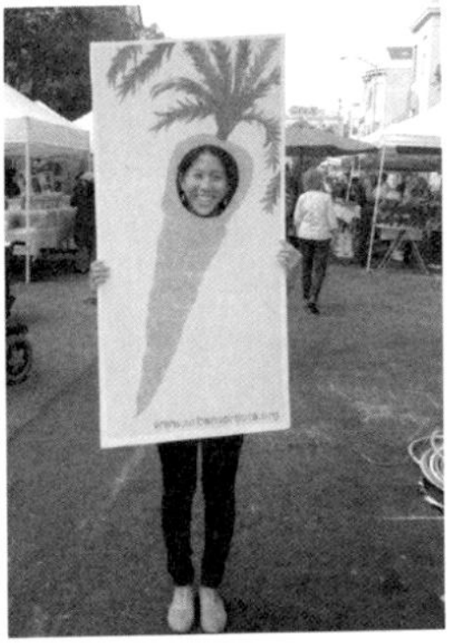

農夫市集活動。

網袋來攏齊番茄和水果，紙袋來保存新鮮菇類。最後總忍不住再買些巧克力杏仁豆。

我為了健康尋覓新鮮、當地、有機的食材。同時發現這些食物風味迷人、個性獨特，吃了就無法回頭。

## 墨西哥夾餅到酸種麵包，飲食文化的平行小宇宙

除了研究食材，當然也要體驗當地飲食。

一位住南灣的大學同學馬修，帶我走了一趟舊金山最能感受飲食文化衝擊的教會區（Mission district）。每幾個月，馬修會幫朋友整理寄放在幾家墨西哥夾餅餐廳的糖果投幣機。餐廳裡播放著輕快的拉丁音樂，鮮豔的壁畫，搭配著寫在牆壁上簡短、大字體的菜單：夾餅（tacos）、烤玉米片（nachos）、捲餅（burritos）、燉豬肉（carnitas）、烤牛肉（carne asada）、豬舌（lengua）……。我們收集糖果機裡滿溢的零錢，擦拭久置的油膩汙垢，填充新的M&M巧克力、糖果和口香糖。在這裡，我是唯一的亞洲臉孔，餐廳裡也只有我們說著英文，但整理糖果機給我們一個理由在餐廳逗留，聞著焦糖、洋蔥和燉煮肉汁的香氣。

之後我和馬修散步到知名的塔庭麵包店（Tartine Bakery），只隔著幾條街，麵包店已遠離了教會街旁的雜貨攤販和西班牙文熱絡氣氛，也不見地上坐著的街友。我們像小鴨般在店門口排排站，在教會街可以買夾餅填飽肚子的價錢，在這裡只能買些餅乾、點心。

抱著剛出爐像顆枕頭的溫暖酸麵包，焦黃的麵包外皮散發香甜氣息。這兩個平行的小宇宙是如何共存的？食療觀念要如何在傳統文化和健康、手工、當地的飲食導向中找到定位？迎接我未來十年的探索旅程，從此拉開序幕。

# 去除所有過敏原的蛋糕

剛搬到舊金山時，一整包夾鏈袋裝的藥品擺在床邊。我對新的城市充滿好奇，但許多日子在全身的疲憊和關節腫痛下，讓我無法踏出房門。醫生解釋不了為什麼我每天狀況落差這麼多，只能建議我服用免疫調節藥物和止痛藥。打電話回台灣時，內心百感交集卻說不出口。因為擔心與朋友有約臨時又得想個藉口取消，慢慢的，我開始自我隔離，心裡的無助只有自己懂。

一位功能醫學（Functional Medicine）的醫生問我：「妳是不是可能過了愉快的一天，睡前泡個舒服的澡，早早上了床，可是睡醒時卻感覺好像被一輛大卡車輾過？」

「對！就是這樣！就是這麼無法預料。」

「那請妳注意一下有沒有什麼食物特別會影響妳的狀況，尤其是麩質。」

## 麩質無所不在，卻又容易誘發過敏

麩質是存在於小麥、大麥和黑麥等穀物中的蛋白質通稱。碰到水後它會形成筋性，讓食物有彈性、有嚼勁。我們愛它，依賴它創造華人飲食文化裡的包子、饅頭、餃子和麵條，甚至配稀飯的麵筋和常見的素肉素雞，裡頭都含有麩質。

麩質進入人體後，一旦腸道不能完全分解成胺基酸，就會容易誘發過敏。

醫生的推論引起我的注意。我想起和馬修在塔庭麵包店度過的美好下午，結果是讓我隔天起床手腳像加了鐵片一般抬不起來，接下來連續三天全身痠痛疲憊不堪，只能窩在沙發上，用手機雲遊舊金山。

從小，我沒有對食物過敏，但我知道身體創傷有可能造成體質改變而引發過敏。我有一位白蓮瑜伽師訓的同學就是在車禍後忽然開始對食物過敏，也許我的免疫疾病也導致了身體的過敏反應。

許多人不知道免疫疾病大多跟消化系統有關。人體百分之七十左右的免疫細胞都位在消化系統附近，而腸胃道又是人體皮膚以外最大面積且直接與外界接觸的器官。想像一下，我們就像是個甜甜圈，食物從口入，就像一顆綠豆從甜甜圈的洞穿過，從頭到尾都是在甜甜圈的「外面」。我們吃「進」食物、空氣、水，但整個過程其實都是處於身體的「外面」。如果腸胃功能不好，消化不完善，有胃潰瘍等，就會讓「外面」的細菌、病毒刺激免疫系統，少至輕微發炎，多則誘發其他疾病問題。

如果我們刮傷皮膚，我們會注意到它痛，看到它紅腫發炎，會想要消毒、擦藥、貼個OK繃，我們會小心不再傷害它。可是腸胃如果受傷，我們只知道它脹氣、疼痛、消化不良，就吃個胃藥，然後繼續隨意飲食。因為我們看不見，就容易輕忽和忘記這是值得注意和處理的。倘若腸胃的問題成為生活的常態，表示腸胃的傷越來越嚴重。

可是，生病已經夠痛苦了，我還要控制自己的飲食，不去吃我喜歡的東西？怎麼可能！許多含有麥麩的食物是生活中的慰藉和小確幸，伴我度過心情低落時刻。尤其是我最愛的餃子、義大利麵和可頌都有麩質，我真的必須放棄嗎？

在記錄了幾個禮拜的食物日記後，我更加確定自己對麩質過敏。血液檢查進一步確認了過敏反應，發現我不只對麩質過敏，還有牛奶和雞蛋。

這個診斷幫助我了解為何身體的狀況波動這麼大，但對我來說，這仍是一個難以接受的震撼。麩質無所不在，它是一個天然的蓬鬆劑、黏著劑，很多加工產品、醬汁湯類都有添加，連醬油成分中都常見。為了避免麩質，我光是從自己的廚櫃冰箱清除有麩質的產品就清了一大箱，出外用餐時更是緊張。

記得在我施行無麩質飲食後，有一回，我和阿姨一起去洛杉磯的威尼斯海灘用餐。在擁擠的街道上，我們找到一家很新潮的餐廳，菜單也細心註明了哪道菜可以客製成無麩質的。我開心地點了道熱騰騰的無麩質義大利麵慰勞自己。正當我大口品嚐著新鮮的番茄和有嚼勁的麵條時，突然眼角餘光看見服務生匆忙地往我們這邊小跑步來。「小姐，妳已經吃了這道菜嗎？廚房忘記做成無麩質了！」

我衝去洗手間催吐，冷汗從全身流下。一盤義大利麵成了我的惡夢，好不容易最近身體狀況才穩定一些，接下來三天的行程可能都要取消了。

## 療癒的料理，是將食用者的需求放在心中

食物過敏是免疫系統對於外來物是否會危害身體產生了混淆。身體不但排斥這些食物，還可能因為強烈的免疫反應，造成氣喘、蕁麻疹，甚至危急的狀況。這些年來我陸續發現，身邊好多朋友都為此所苦。比較嚴重的連餐廳都去不了，擔心再怎麼小心都可

能會碰到過敏原。

生病以來，最令我沮喪的就是醫生跟我說，我沒有什麼可以為自己做的。連後來引發的嚴重食物過敏，醫生也只是建議避免這些食物。對我來說，這些「不」代表著某種程度的棄權。

而學習食療，是為了拿回身體的主導權。就算我不能治癒免疫疾病，我還是可以更了解自己的身體，用食物療癒身心、疼愛自己。

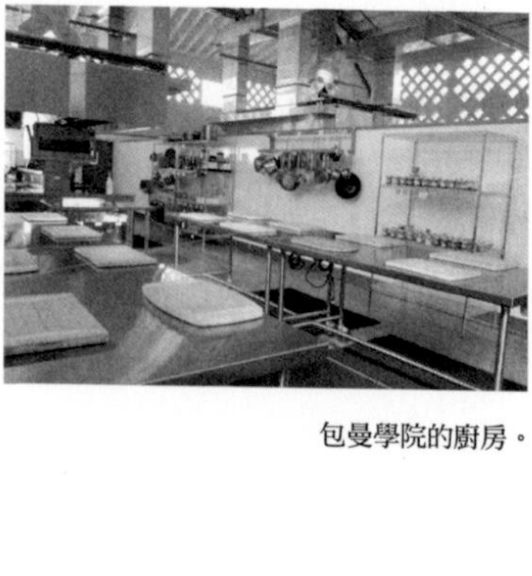

包曼學院的廚房。

還記得包曼學院開學的第一天，我身體仍處於疼痛疲累狀態，但對於課程的期待讓我排除萬難還是準時報到。學院安靜簡樸，教室發亮的不鏽鋼廚具和一般廚藝學校大同小異，與其講求食物的味覺和視覺呈現，這裡更強調「因人而異」，提供不同個體間身心所需的飲食。一名糖尿病患者，和年紀大的長者，或是想要減重的人，所需要的食物都不一樣。我們的目標是學會如何把他們的需求放在我們的心中，來設計菜單和製作療癒的料理。

以我為例，因為我對麩質、奶、蛋過敏，再加上功能醫學醫生建議我避免攝取容易影響免疫系統的茄屬植物，包括番茄、茄子、馬鈴薯、辣椒，讓我在食物的選擇上越來越少。我必須努力學習如何下廚準備無過敏原的食物，好慰勞自己。

記得第一次做了一碗無過敏原又有消炎效果的紅蘿蔔湯：紅蘿蔔和洋蔥先烤過，增加甜度和香氣，配合挑選過的橄欖油、自己熬的骨頭湯，加上薑黃、生薑、肉豆蔻、鹽、鮮榨的橘子汁和橘皮，再用果汁機打成湯。濃厚的橘色，微甜的滋味，喝進胃裡頭，像是給自己一個溫暖的擁抱。

每一次上課，當我穿上潔白廚師袍、直挺廚師帽，用尊敬的心去看待食材和料理，不管課程的主題是什麼，最後的成品都出乎意料的美味。我們在學習和製作的過程中充滿著善念，希望吃下這道料理的人可以讓身體更舒服。透過食物療癒他人的同時，也療癒了自己。

我慢慢發現，替自己下廚是一項非常重要的技能，擁有了這一技之長，才可以拿回生命的自主權，而非依賴餐廳與超市，而且不知道每天三餐送進嘴裡的食物是從哪兒來、過程中如何準備的。我們在實作課上，不是單純為了追求美味而下廚，而是認識到每一道料理背後深刻的意涵。就像生病的時候家人親手為你煲的一碗湯，我們練習替各種健康需求設計菜單。

## 過敏者並非只能棄權，試著將食物選擇擴大

二十九歲生日時，我決定要辦個聚會，跟最近認識的好友一起慶祝，享用愉快的食物，切蛋糕慶祝生日。看似簡單的夢想，其實要實踐起來非常困難。我完全不知道哪裡可以找到沒有添加過敏食材的蛋糕。無麩質不一定無奶蛋，兩個條件都符合，往往又會有很多添加物。

唯一的辦法就是自己做！

在包曼學院我學會許多招數，例如一湯匙的亞麻籽粉對三湯匙的水，可以取代烘焙時所需的一顆蛋。因為大多數的過敏針對的是食物裡的蛋白質，如果是對牛奶的酪蛋白過敏，就可以嘗試用羊奶、植物奶，甚至駱駝奶取代。雞蛋過敏也許可以換成鴨蛋，鴨蛋也比較結實。麵粉可以用椰子粉、杏仁粉或糙米粉等取代，可是相對比較不容易蓬鬆。無麩質烘焙是另一門學問，需要許多琢磨。還記得我在嘗試學習過程中，烤過無數個硬邦邦的瑪芬、餅乾。

研究無麩質生日蛋糕時，剛好聽說加州原住民常用橡子（acorn）做麵包，不同族

群偏好食用不同種的橡樹。這是個當地食材，營養又天然無麩質，但橡子食用前的準備較複雜，需要先曬乾，磨成非常細的粉，再洗出單寧酸。出於好奇，我跟一家餐廳訂了一包做實驗，就此愛上它沉穩樸實的風味。二十九歲那年的生日蛋糕，我以橡子粉為基底，加上香醇的可可粉和蜂蜜取代巧克力，用鴨蛋和椰奶取代過敏原。

這個蛋糕充滿食療精神，不僅營養滿分，又滿足了我想吃蛋糕的渴望。

學習無過敏原飲食對我而言，最重要的是面對食物過敏如何不只說「不」。與其單一地注重去除過敏原，同樣重要的是以人為中心提供更多的飲食選擇。當你對過敏者說：「這個不能吃，那個不能吃。」就像一種懲罰，讓原本最療癒的食物都成了禁忌。如果能先了解一些新奇、美味又天然無過敏原的食材，將食物選擇先擴大，這樣走在避免過敏原的路上，就不會那樣艱辛。

當你對食物過敏，擔心碰到過敏原或麻煩到他人，容易讓人陷入孤立的狀態。你身邊是否也有親友為此所苦？如果不知道該怎麼關心他們，不妨上網找個無過敏原食譜做個點心。即使不好吃，也會溫暖他們的心。

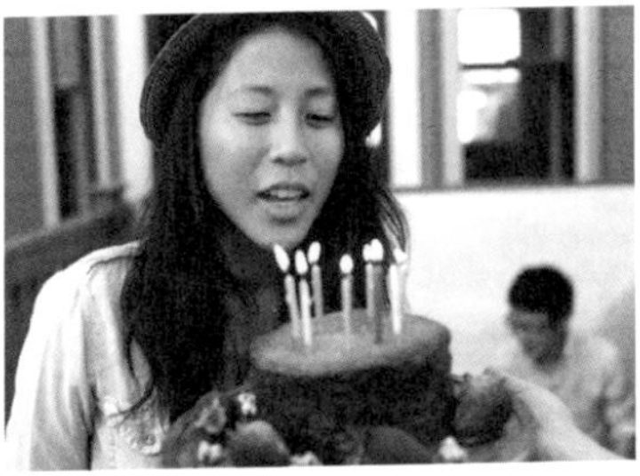

幫自己做生日蛋糕。（Jayson Carpenter 攝）

# 輕鬆米鬆餅（低敏）

**材料**

1 顆 鴨蛋（或是換成 1 湯匙亞麻仁粉加 3 湯匙涼水，攪拌後靜置 10 分鐘）
1 杯 蓬萊米穀粉
1 湯匙 堅果粉或其他營養粉
1 湯匙 糖
1 茶匙 泡打粉
½ 杯 植物奶（椰子奶、燕麥奶等，盡量用較少添加物的選擇）
1 湯匙 椰子油（室溫）

**做法**

1. 乾的材料放入一大碗中，加入植物奶拌勻。
2. 加入蛋拌勻。
3. 加入椰子油拌勻。
4. 米穀粉沒有麩質，不用擔心過度攪拌會起筋，很適合孩子參與。
5. 米糊應該是濃稠液狀，可以稍微增加植物奶或米穀粉調整。
6. 鬆餅機預熱後倒入適量米糊。
7. 完成後先用小電風扇吹涼，表皮會更脆。
8. 食譜適合加倍製作，多的放冷凍，隨時可以用烤箱加熱食用。

”

**透過食物療癒他人的同時，**
**也療癒了自己。**

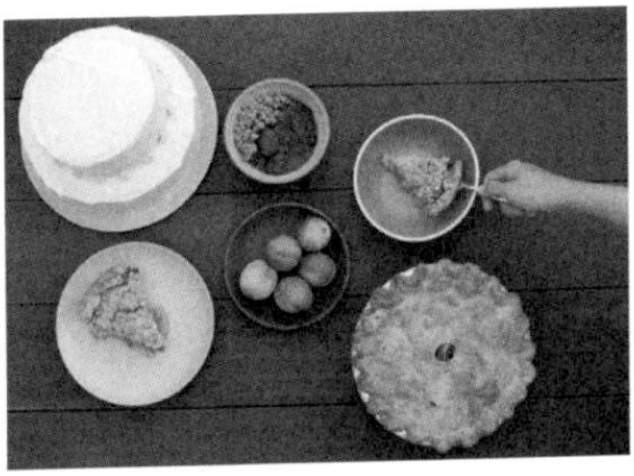

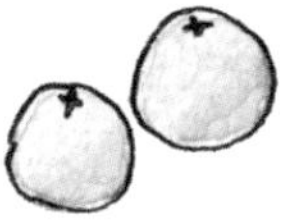

# 我的第一位食農業朋友

過敏，現代社會有許多人過敏。

我從小受此之苦。有異位性皮膚炎的我，雙手總是脫皮、龜裂甚至流血。睡覺前，我得擦上厚厚的乳液並帶著棉手套，做夢會夢到玩沙玩到手陷在沙裡，又熱又悶拔不出來。塵蟎過敏讓我總是流著鼻涕、打著噴嚏。媽媽帶我去看醫生，吃中藥，買最貴的塵蟎吸塵器吸床和被枕。從小吃抗組織胺、擦類固醇。我曾經跟朋友炫耀我練了吃藥的功夫，可以一次吞六、七顆藥沒有問題。現在想起，真是心疼那個小女孩。

發現我也對食物過敏後，我下定決心正向面對。就像在白蓮瑜伽中心學到的，我的身體不是我得解決的問題，而是需要陪伴疼惜的夥伴。我相信除了避掉過敏原外，有許多更美好的食物和體驗在等著我。

在包曼學院裡，我認識到食物不等於食品。一開始，我先從廚藝的角度去認識食療，從切菜開始練基本功。同時我們探討基本病理學，學會烹煮各式去除食物過敏原的餐點，包含牛奶、雞蛋、花生、魚、堅果、蝦蟹貝類、大豆、麥類等八大過敏原的替代方案，以及如何修復腸胃，減少發炎和過敏反應。我們探討升糖指數、製作軟質食物、發芽豆類、煮大骨湯。

學院裡的同學來自四面八方，不同原因讓不同背景的我們聚集在一起。有人是對健康飲食感興趣，有人是因為小孩生病想來增進自己的知識與廚藝，也有人和我一樣為了自己身體。而我們的共通點都是想學習實作。

同時，我也學著上市場去研究食材和食品。之前我鮮少留意到，超市裡實際上已有許多無麩質麵包、麵條、餅乾等產品。亂抓了一些，回家後把整袋的食品倒在廚房桌上細讀，注意到其中有許多不像食物的材料：玉米糖膠（xanthan gum）、關華豆膠（guar gum）、檸檬酸（citric acid），天然香料（natural flavoring）……。研究後才了解，即使是有機食品，在大量生產過程中，仍會加入許多添加物。尤其無麩質產品喪失了彈性，更得依賴添加物黏著材料和轉化口感。但是這些「膠」，同時又可能影響本來就有腸道問題或容易過敏的人。最可惜的是，我在超市裡買的麵包無味又僵硬如紙板，餅乾開袋洩出一股油耗味，最後只能當作廚餘放棄。

## 食材的用心，讓新鮮和口感有如天壤之別

在二〇一一年，無麩質產業尚未蓬勃發展前，我改往農夫市集去探索。舊金山渡輪大廈農夫市集，成了我每週六固定報到之地。這裡的客人一半是當地人，來買最新鮮的食材；一半是觀光客，來拍照和排隊喝咖啡。還有許多餐廳業者推著推車來大採買。抱著尋覓無麩質食物的心情前往，我注意到在市集入口不遠處，有個木製招牌寫著：「祖母喬的烘烤燕麥：無麩質，全素」（Nana Joe's Granola - gluten-free, vegan）。

創辦人蜜雪兒．普薩特里（Michelle Pusateri）站在滿是樸素牛皮紙袋包裝的商品攤子後，微笑迎接客人。她因為自己對麩質過敏，決心創辦一家無敵用心的食品公司。

一開始，蜜雪兒認識了愛衝浪的先生，衝浪運動者很需要可以提供持久能量的食物。然而，市售的高熱量點心卻經常讓她吃了以後腸胃感到不適，她便開始親手烘烤天然無麩質的點心。隨著她烘烤的點心數量與花費的時間越來越多，朋友建議她不如把無

麩質點心變成一門事業。

於是，蜜雪兒從在市集擺攤，到後來承租了商業廚房，一步一腳印地開創了「祖母喬的烘烤燕麥」。

認識蜜雪兒後我才知道，和超市裡光鮮包裝的食品相比之下，她的產品用心程度大不同。烘烤燕麥的材料不外乎是燕麥、油、糖、香料、堅果或果乾，可是品質優劣不齊。光是用油就可以差很多，超市裡散發出油耗味的棕櫚油到蜜雪兒選用的有機特級初榨橄欖油，呈現出來的新鮮和口感有如天壤之別。不新鮮的材料再用過多的糖分掩飾，這樣的產品對身體絕對沒有好處。

蜜雪兒的烘烤燕麥不只健康而且無麩質，它是可以喚醒所有認為「健康食物就是無味難吃」迷途羔羊的好味道。蜜雪兒的「日落配方」有香脆椰子片和明亮桑椹乾，「脆塊配方」是夏天咬一口甜蜜多汁的白桃風味。於是我很快地成為主顧。她的烘烤燕麥配上我自製的椰子優格，成為我趕時間的早餐首選。蜜雪兒開朗的笑容和招呼聲，是這個大城市裡難得的慰藉。

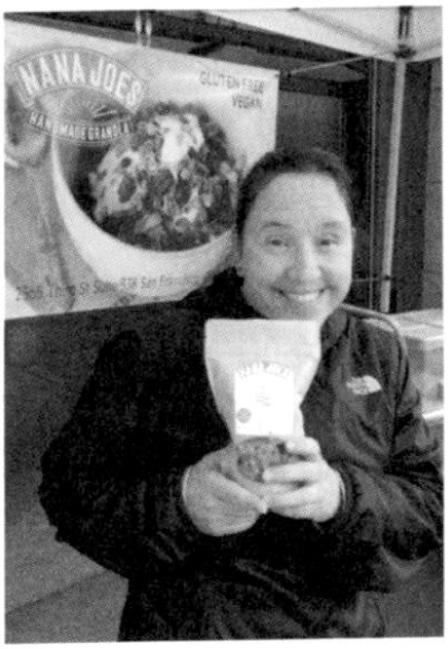


蜜雪兒。

## 要提供真正對身體好的食物有多困難

轉換成無麩質、無奶蛋飲食，讓我認識了蜜雪兒，也讓我找到更廣更遠的食品選擇。可惜的是，去掉過敏原的飲食幾個月後，我的疼痛改善依然有限，免疫功能還是欠缺。功能醫學醫師建議我暫停食用所有的穀類，甚至包括我之前依賴的燕麥，讓腸道休息一陣子，以修補消化系統，降低發炎。

我沮喪地來到蜜雪兒的攤位，低聲說：「蜜雪兒，我不能再來買妳的烘烤燕麥了。我不但不能吃麥麩，我也不能再吃所有的穀物了。」當我傷心地轉頭準備快步離開時，蜜雪兒安慰我說：「親愛的，別擔心。下禮拜三下午妳來我的廚房，我做幾包沒有燕麥的什錦果乾（trail mix）給妳。」

參觀蜜雪兒的商業廚房，是個從未有過的新奇體驗。廚房位於舊金山外圍的工業區，路上穿梭著卡車、小貨車，那是我平常不會前往的地帶。我還記得依照蜜雪兒的簡訊，走進一棟工業大樓，電梯是平常五倍大的貨梯。穿過寬敞的走道，迎面而來的橘色大鐵門，空氣中飄散著濃郁的焦糖水果香氣，我就知道蜜雪兒的廚房到了。

蜜雪兒揮手示意我進來，戴上網帽、穿上鞋套，映入眼簾的是一大桶又一大桶的楓糖和初榨椰子油。蜜雪兒選用的有機無麩質燕麥片，包裝大得像是整個人可以跳上沙發那樣地坐上去。

蜜雪兒告訴我，燕麥經常和小麥一起處理，導致製作過程中不能保證全無麩質，所以她特地找了最新鮮、有機、無麩質認證的燕麥。同時為了消費者健康，與其使用便宜但對身體負擔較重的玉米糖漿或精緻糖，她改而使用有機楓糖。為了產品新鮮和精選食材，她沒有交給第三方加工廠（co-pakers），每週手工現做。因為沒有使用防腐劑和過多的糖，食用效期只有短短的六個月。

那天，蜜雪兒一邊聊著我的身體狀況，一邊親手替我配製什錦果乾。各式的果乾、杏仁，還加上全素巧克力，豐盛的搭配除了提供身體所需的養分，還有著蜜雪兒滿滿的愛心。

其實一開始蜜雪兒並不知道我的名字，但她知道我常買的配方口味，知道我是一個人來，買一個人的量。她知道食物過敏已經難以應付，全部穀物都不能吃一定更辛苦。她，幾乎是一位陌生人。但她把我當朋友一般照顧，疼惜同為過敏所苦的我。

從此，蜜雪兒成為我第一位食農業的朋友。透過她的廚房，我有機會探索以往沒辦法進入的世界。她發自內心的慷慨舉動讓我了解到，有許多食農業者全心全意為了我們的幸福在打拚。他們在乎的不完全是營收，而是提供良心的食物和食材。

因為蜜雪兒，我才知道要在超市貨架上提供真正營養的早餐選擇，是件多麼困難的事。她其實也可以選擇提供配方，將製作過程交給第三方加工廠，她只需要負責銷售，工作量會輕鬆許多。但蜜雪兒堅持，唯有自己掌握製造流程，才能確保食材的新鮮度。

對食物品質的堅持，加上她要求自己要發給員工比基本工資還高很多的公道薪水，讓蜜雪兒在創業初期吃了許多苦。除了週間到廚房烘烤，還要四處擺攤、提供試吃，拜訪願意支持她理念的公司做推廣。也因為蜜雪兒的燕麥沒有添加物，保存時間不長，即使是在無包裝商店寄售，仍得定期去更換。

在蜜雪兒身上，我看到要提供真正對身體好的食物有多困難。為什麼現代社會多數人經常吃對身體不好的包裝食品？因為它取得方便，能快速量產，而且保存期限長，可以長途運送。

蜜雪兒充滿正面能量、不輕易對現實妥協的個性，讓她堅持創業理念，沒有被難題打倒而放棄。蜜雪兒讓我相信，如果她可以將自己對麩質過敏的危機化為人生的轉機，我的免疫疾病一定也會帶我看到豐富又有意義的景色。

”

**對食物尊重，對身體尊重，**
**對這片土地上的萬物尊重。**

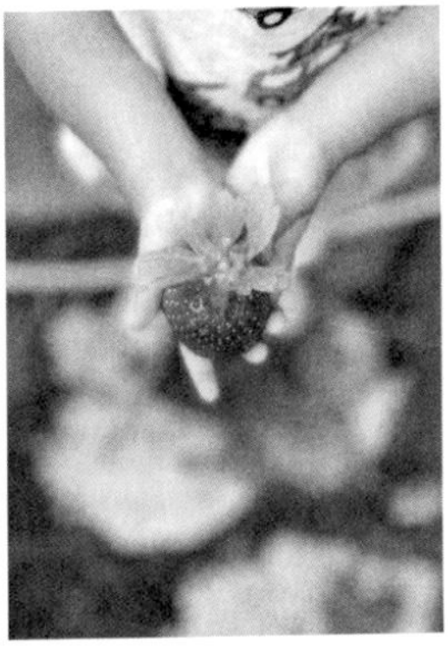

愛的餐桌

# 脆燕麥

**材料**

3½ 杯 燕麥片（不是即食燕麥）
1 湯匙 奇亞籽
3 湯匙 亞麻籽
1 杯 優格或酪奶（1 杯牛奶或植物奶加上 1 湯匙檸檬汁）
115 克 奶油（融化放到微溫）
½ 杯 楓糖漿
½ 茶匙 鹽

**加料**

¾ 杯 南瓜子（無烘焙，無鹽和油最好）
½ 杯 小塊堅果
1 茶匙 油（我們習慣用酪梨油）
⅛ 茶匙 鹽
1 杯 果乾（我們常混合酸櫻桃、枸杞子、藍莓、椰棗、黑棗等）

**做法**

1. 大碗混合燕麥、亞麻籽、奇亞籽、優格、奶油。用一條乾淨的布蓋著，放置 20 分鐘。
2. 加進楓糖漿和鹽，再放置 15 分鐘。
3. 同時烤箱預熱攝氏 175 度。
4. 混合南瓜子和其他堅果在有烘焙紙的烤盤上，烤到有香味，大約 10 分鐘。
5. 加點油和鹽，混合。
6. 加入果乾，放涼。
7. 烤箱溫度降到 150 度。
8. 把燕麥平均倒在剛才南瓜子的烤盤上，烤 100 分鐘左右到燕麥呈金黃和乾燥，途中每 25 分鐘左右從烤箱拿出，用兩個叉子攪拌分散。
9. 烤好後將燕麥倒入果乾和堅果的碗，拌勻，再倒回烤盤，分散放涼。
10. 放涼後分裝，可以室溫保存 6 週，或放冰箱保存 3 個月。

（食譜改編參考：Serious Eat's Crisp Homemade Granola）

## 親愛的身體，你要什麼？

減重和飲食控制是一個高達七百五十億美元的產業。(*)雖說是助人，但許多方案設計成賺錢的生意，充斥著要花錢購買的商品，變成無法脫離的依賴。這些飲食趨勢宣稱是健康的解答，並且是針對「所有人」的解答，這對我來說一點也不合理。

我們來自不同的文化血統和生物區域，我們擁有自己的基因歷史。每一個獨一無二的身體，在不同的季節，甚至一天當中不同的時間，都會有獨特的需求。這也是為何在這本書裡，我絕對不會鼓勵你去遵守唯一或教條式的飲食方式。我們必須學習成為身體的摯友，認識不同食物的獨特性，勇於嘗試，才能夠真正回應我們的身體需求。

## 沒有任何一種飲食方式適合所有人，因為我們獨一無二

我曾經試過生機飲食法，它宣稱可以保留天然酵素和食物中的營養成分。生機飲食包含了大量的水果、蔬菜和發芽穀物，盡量生食。在嘗試生機飲食期間，我喝過許多各式風味的果昔，在生菜沙拉上面淋上各種沾醬，品嚐了脫水蔬菜和生機甜點。它們多數非常美味，但這類型的食物也經常讓我的身體感覺到寒冷，難以消化。

我也試過防彈咖啡，它宣稱一早喝新鮮的草飼奶油與中鏈三酸甘油脂沖泡的咖啡，可以替人體帶來持久的能量與集中的精神。值得注意的是，防彈咖啡的創始人大衛·亞斯普雷（Dave Asprey），透過生酮飲食相關食譜、書籍和產品，打造出價值數百萬美元的商業模式。防彈咖啡的味道就像濃郁的拿鐵，但卻沒有提升我的精力。很快地我便開始想念早餐不是只喝一杯咖啡的美好時光。

我也曾試過間歇性飲食，但我想念飲食的社交面，間歇性飲食讓我不能隨意地約朋友一起用餐。不過偶爾為之，腸胃可以感到斷食休息的益處。

我試過原始人飲食（Paleo Diet，又稱舊石器時代飲食法，主張人類應該回歸到原始

飲食，去除穀類、奶類、豆類和加工產品等），但白飯在華人文化中佔了很大的比重，讓我無法持久而放棄。而且，我也在包曼學院深深了解到穀類、豆類的營養價值。

我曾經因為身體過敏好幾年而專注於無麩質飲食，但我後來找到了痊癒過敏的方法，如今我仍減少食用麩質，除非食用特別喜歡、新鮮石磨的原生種麥製品。

大多數時候，我依照中醫指示，不吃冷食來溫暖我較為虛弱的體質。但在某些特別的場合，尤其是天氣晴朗的夏天，我聽見發自內心的聲音告訴我：我就是想愉快地和朋友吃點冰淇淋。

我不相信有任何一種飲食方式適合所有人，但透過這些親身體驗，我慢慢對自己的身體多了許多瞭解。例如，我知道我喜歡果昔勝過果汁，果昔中的膳食纖維有益於我的身體。如果我在裡頭加點薑或溫和的香料，不但幫助消化，也不會讓我的身體覺得過寒。我不喜歡過晚的時間吃東西，這會讓我隔天一整天都感到疲憊。我喜歡大骨湯、營養酵母、奇亞籽，以及各類發酵食物，但我不喜歡追求流行的「超級食物」熱潮。雖然我不再對麩質過敏，但我仍舊減少攝取。

## 從好奇出發，用輕鬆態度，一點點學會聆聽自己的身體

藉由學習聆聽我的身體，我得以覺知食物帶給我的感覺：輕盈或者臃腫、充滿活力或者疲憊無力。我開始能夠分辨：食物是否真的能夠帶給我快樂，或者我只是因為身材壓力才選擇吃或不吃。我們所處的世界，充斥著各式各樣以市場行銷手法包裝的飲食，但這並無法幫助人們了解自己身體的真正所需。

所以，請靜下心來，看著眼前的食物，聆聽一下自己的身體。哪些是我的身體、心理與精神上真正所需？透過各種實驗，我歸納出屬於我自己的指導原則。

以下是一些我常問我身體的問題：

- 我餓了嗎？還是我其實口渴？
- 每個人都在攤位前面排隊，但這真的是我需要的嗎？
- 我感到胃痛，是需要喝點熱茶？還是下一餐要吃清淡些？我最近是否便秘了，需要攝取多一點纖維質、水或是鎂？
- 我很想吃油炸食物，但如果我先吃一點別的食物，不太餓時再問自己，我還會

需要那份炸物嗎？

● 有哪一兩道菜適合打包？可以少吃一點。

以下是我會問我頭腦的問題：

● 這些食物如何影響我的精力與專注力？

● 我是真的很想吃一包薯條，或者我只是想要放鬆看場電影？這樣我會感覺更好嗎？也許我真正想吃的是加了奶油和營養酵母（Nutritional Yeast）的爆米花？

以下是我會問我的心的問題：

● 我真的想吃冰淇淋，還是我感覺寂寞需要陪伴？

● 哪些是我心裡真正需要的？

● 我想替他人下廚，還是替自己煮一頓飯？

聆聽一個人的身體需求，需要練習。我了解這對繁忙的現代人來說，像是個奢侈的請求。

現代人通常身兼多職，很難在沒有壓力的情況下好好認識自己的身體。或許我們可以抱持著輕鬆一點的態度，就像到沒去過的國家旅行，我們會因為好奇而嘗試當地的食物。試著想像，如果我們每天中餐都吃附近的便當店，將會錯過多少新鮮的食物體驗！

如果你對無麩質料理有點好奇，不妨嘗試著吃吃看；或是練習一週吃一天蔬食，觀察身體有哪些改變。透過不同的飲食法，我們會發現家附近過去未曾正眼看過的餐館，或是找到一個對味的食譜，像是旅行般打開了感官與視野，感受一下身體不同的反應。

不想改變飲食內容的人，也可以從改變飲食習慣開始。例如早餐前五分鐘不要滑手機，或是端著餐點從電視機前移到窗邊吃。也許你會發現除了一邊吃飯一邊追劇外，還有不同的身心靈體驗。

我知道，一開始要養成「問自己身體要什麼」的習慣不容易，但我們可以從好奇的角度出發，輕鬆體驗這場認識自己的食物旅行。

* 參考資料：*The U.S. Weight Loss & Diet Control Market Report 2023.* Research and Markets 網站書訊。網頁瀏覽日期：二〇二三年三月二十九日。

PART 2

# 食療不是一個人的事

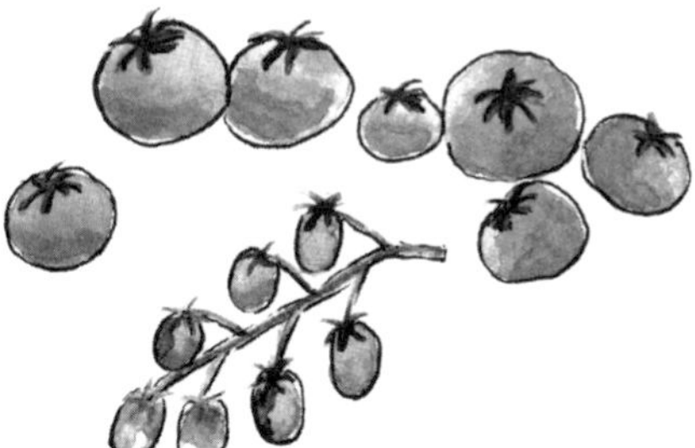

## 請問，你的食材哪裡來？

二〇一四年，我和先生克里斯第一次見面，地點選在渡輪大廈的農夫市集。我們透過交友網站認識，不確定這場約會是否會尷尬無聊，所以我選在最自在又可以一舉兩得的地點，約會順便買菜。

那是個風和日麗的上午，我騎著紅色腳踏車到了熱鬧繁忙的農夫市集，按照慣例繞行每一條走道，看看有什麼新產品，想像可以配出的菜色。那時的我已經很習慣到農夫市集買菜然後自己下廚，等待熟悉的食材隨著季節到來，也欣喜遇見沒看過的蔬菜水果，跟農夫聊聊他們推薦的料理方式。

克里斯在交友網站上的照片看起來善良，更難得的是他總是準時回信，不像大部分的人突然就沒有回音。我沒多想，回簡訊約他在市集的蔬果泊車站（veggies valet）見面，這裡不是為了停車，而是為了大量採購的消費者可以暫時寄放買好的物品。後來我才知道，他從未聽過這種地方，覺得新奇有趣，第一印象就此建立。

克里斯在灣區出生長大，廣東華裔。我們沒有共同朋友，而且有截然不同的灣區食物體驗。還好交友網站讓我們遇見彼此。

你可以在舊金山新中國城（Clement Street）的中國商店找到他的身影。那裡穿著鮮豔圍兜的阿姨們用廣東話吆喝著：「好靚嘅cherry，好靚嘅cherry。」好漂亮的櫻桃！我呢，不是在農夫市集跟德沃托果園的老闆史丹買從沒聽過的蘋果，像是Newton、Pippin、Pink Pearl和Mutsu，就是在嬉皮調調的蔬食合作社買味噌和鷹嘴豆。

克里斯從小到大最懷念的食物印象，是中式自助餐和媽媽的番茄牛尾湯，溫暖又豐富。我一個人在舊金山沒吃過中國菜，只有為自己準備的無過敏原料理，以橡子、椰子烘焙的糕點，或是用白花椰菜當米。

和克里斯交往後，我們都從新的角度認識食物。新中國城和農夫市集開始都有著我倆的蹤影。因為他，我去中國商店買薺菜，包有家鄉味的水餃，購買農夫市集找不到的茼蒿，替火鍋增添台灣味。克里斯陪著我騎腳踏車去市集，扛一箱箱的新鮮蔬果，綁在單車後架上回家，怕是心裡想著：腳踏車裝這麼滿的食材，不知道什麼時候會掉下來，後頭的車看了應該都害怕吧？

## 有問才會有答案，因為消費者在乎

克里斯認識我之前，也從未注意食物過敏的問題。

在我確認食物過敏後，第一次跟朋友去餐廳，我聽見自己用陌生的聲音詢問：「不好意思，我對麥麩過敏。請問有無麥麩料理嗎？」聲音裡充滿著膽怯。

從小在台灣，我鮮少在餐廳多問過什麼，尤其是一些小吃店，老闆說什麼就是什麼。現在有了過敏的問題，逼得我不能不問，強迫自己建立一種「我得為自己撐腰」的信念。我得替我的身體表達需求呀！

記得剛開始，我還常常需要向餐廳解釋什麼是麩質，但這些年下來，尊重和願意協助過敏者的業者逐年增多。

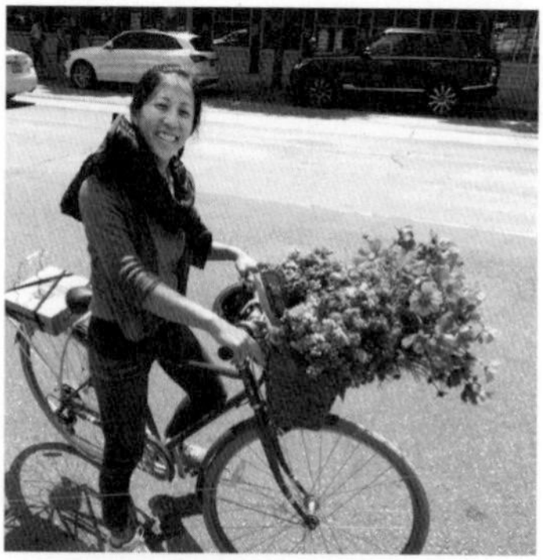

我的紅色腳踏車，採買的好夥伴。
（克里斯攝）

同時，在學習食療這些年，想問的問題越來越多。我想知道餐廳食材的來源，肉品的動物養殖過程是否人道，更好奇每個食物背後的故事。認識克里斯之後，他也非常支持我的需求，認為有問才會有答案，餐廳和企業才會知道消費者在乎。

有趣的是，幾年後我找到一種能量療法，讓我不再對食物過敏，血液檢查也沒有過敏跡象，我終於可以放下重擔，不再需要確認餐點是否無麩質，這讓我突然又害羞了起來，不好意思麻煩餐廳人員。彷彿被診斷正常後，我不再理直氣壯，喪失了在餐廳裡光明正大提問的資格。

一次跟克里斯的家人共進午餐。站在堆滿啤酒、冰紅茶的桌面旁，服務員正幫我們點菜。我輕聲地問：「請問你們的肉有沒有打生長激素和抗生素？」服務生不太耐心地回：「妳說什麼？」克里斯的家人也轉頭看著我。那一瞬間，後悔、不好意思、甚至做錯事的情緒湧上心頭，我連忙輕聲說：「沒事，沒事。」

這時克里斯傾身過來，向服務生重述我的問題：「她想知道你們用的肉有沒有打生長激素和抗生素。」對方說：「呃，不知道耶。」我趕緊回答：「那我就點你們的野生鮭魚好了。」

此起彼落聊天的聲音恢復，克里斯轉頭告訴我：「妳不用覺得不好意思，我也可以幫妳，但是我們一定要問。是妳教會我，消費者的詢問和要求是業者進步的動力。」

我們的起點不同，但他支持我的理念，有時甚至比我還認真。過去，他是個買菜總是要選最便宜、最新鮮、最漂亮的人；如今，他每個週末帶著孩子在台北跑農夫市集，還會帶著不鏽鋼盤到傳統市場採購，減少塑膠袋的使用。我常在想，在攤販們的眼中，中文不太流利的克里斯應該是個「怪怪的外國人」吧。

每次向店家詢問，就是一次創造改變的契機。或許是受到華人文化影響，有時候我們會覺得，在餐廳裡提出疑問和要求，是在「麻煩別人」。但仔細想想，回答客人的疑問和要求，不就是服務生的工作之一？

我和親戚們在台灣用餐，他們有時候會覺得我在找麻煩，為什麼不開心吃飯就好？點餐時提出的問題如果服務生不知道答案，就得回去廚房問廚師、問主管，這樣所有人就得陪著我一起等待。我去市場買鴨蛋，問對方鴨子的飼養方式，家人一開始也是難以理解，有機不有機的，有什麼關係？不都是鴨生的蛋？即使是最疼我的媽媽也會形容「我女兒比較挑」，對此覺得不好意思。

我們之所以覺得提出問題不好意思，除了怕對方不見得知道答案，也怕我的問題會不會很奇怪，過去會不會從沒有人問過。可是，當我們都陷入這種充滿限制性的情緒中，就沒有人敢發問，問題也就永遠得不到答案。我期待，藉由一次又一次不要害怕、不要不好意思而提出的問題，可以讓越來越多商家知道消費者在乎，進而主動提供答案。就像請服務生介紹餐廳裡的紅酒，沒有人會覺得突兀或不好意思吧。

## 試著問問題，參與從產地到餐桌的過程

我很喜歡吃草莓，但又甜又脆弱的草莓有機種植不易。有一次我看到台北路邊賣草莓的攤商，招牌上斗大的字體寫著「無毒溫室草莓」，我興奮地上前問對方：「你們的草莓是哪種種植法？」對方滿臉錯愕，不知道該如何回答，告訴我這些草莓也是他跟親戚批來賣的，所以他不知道是哪種農法。

我當時心裡想著：我該相信他嗎？會不會打出無毒的招牌，只是為了吸引重視食品安全的消費者？但我不希望我每天與外界的接觸，都是以不信任為出發點；我不希望我吃下的每一口食物，都帶著壓力與懷疑。於是我選擇了相信，同時也希望他把今天和我的對話帶回給他的親戚，讓種植者知道，有人在乎他的無毒草莓是怎麼種植出來的。當下一次又有人提出疑問時，可以給出讓人滿意的答案。

現代社會的消費者，被訓練成不需要問問題。食品業者鋪天蓋地的商業廣告，彷彿在告訴我們：讓這些大企業提供的食品，以最快速的方式餵飽你全家就好，享受商品給你的愉悅及便利，你們不需要知道食物的源頭。於是，我們買一瓶汽水，不曉得背後的原料有什麼；吃著餐廳裡的菜餚，不知道食材最初是什麼模樣。

剛回到台灣時，除非是去強調溯源的餐廳，否則很多問題經常得不到答案。我觀察，台灣民眾吃東西時很講求「CP值」，希望能用最低的價格，吃到最多分量的食物。餐廳業者為了追求CP值，必須壓低食材成本，久而久之形成惡性循環。還好，這幾年食安議題逐漸受到重視，至少越來越多台灣的餐飲業者會在菜單上主動註明肉品等食材的來源。

如果要談食療，我們不能只當一名在食物產業鏈最末端等待的消費者。我們必須認識、必須參與從產地到餐桌的過程。想要進入這個循環裡面，參與的方式有很多：我們可以自己種菜，也可以認識農夫，透過消費支持他們的農法；我們可以不要倚賴加工食品，與其到超市買現成的紅醬，不如自己挑選番茄熬煮。

而對著商品問問題，也是其中一種參與方式，更是對食物的尊重、對身體的尊重、對這片土地上萬物的尊重。我不想吃進帶有生長激素與農藥的食物，不單只是為了我個人的健康，同時我也不希望農田受到汙染，不希望大自然中飛過的鳥、跳過的螳螂，甚至是生產者農夫的健康受到危害。

這樣的想法讓我慢慢找到抗衡「不好意思」的力量，即使在我沒有了醫生處方，不再需要為了過敏問題而提問，我依然可以為了環境發問，為了食物鏈上的每一個生命發問。

# SOUL 心靈食物，從我走向我們

剛搬到舊金山時，我的世界很小，一切圍繞著身體所需。心情隨著疼痛程度而起伏，跑農夫市集、有機超市，都是為了找尋可信任的食材。學習食療當然也是為了照顧自己。那時，「我」是世界的中心。

但過度執著於「我」時，身體是緊張的。我經常擔心著，能否為自己找到最好的食材、學到最厲害的食療方法，如何能夠療癒自己。當看事情的角度只從個人著想，只想著要怎麼吃才能讓我的身體舒服，我的心靈是匱乏的，充滿懷疑和評價。

還記得包曼學院全人廚師課程的第一天，鏡子裡穿戴著潔白廚師袍、直挺廚師帽的我有點緊張。不過包曼學院跟其他的廚藝學校大不相同，第一堂課不是刀功，不是法式醬料，而是以健康為主的飲食概念，就是所謂的「心靈食物」（SOUL food）：S是當季（seasonal），O是有機（organic），U是未加工（unprocessed），L是當地（local）。

## 善用「心靈食物」原則，滋養「我」的健康

SOUL心靈食物沒有那麼多的規矩，也不是單一為了健康或減肥而設計的，但是這樣的原則能正面影響健康。S，當季，相信當季食物最有營養、最有能量，讓飲食循序節氣。O，有機，減少殺蟲劑、除草劑等化學農藥對身體的負面影響。U，未加工，以天然、原型、無添加物的食物滋養身體。L，當地，減短食物運送旅程，減碳又保存新鮮。在農夫市集買食材，是擁抱「心靈食物」的捷徑，市集裡頭通常有豐富齊全、能達到四項飲食方針的選擇。我可以運用這些食材創意發揮，還能夠減低開銷。

我以「健康」的作為，依循著節令，一餐一餐用心地滋養身心。

春夏時節，我喜歡在農夫市集大包大包地購買豌豆和蠶豆。當季、有機、未加工、當地，符合心靈食物的精神。我花一整個下午的時間，慢慢剝豆莢、川燙、瀝乾後倒進冰水，再剝掉內殼。處理好這許多的豆子，分裝入夾鏈袋後冰入冷凍庫。為了一顆顆嫩

綠的豆子，我的指甲染得烏黑。但這些冷凍的豆子，讓我在沒時間、沒力氣的日子裡，隨時可以變出一頓營養豐富的午餐。

濃濃的海鹽水煮鍋義大利麵，小火慢熬焦化奶油，隨著大蒜顏色轉變，大把慷慨撒入豆仁，手邊有材料的話也可以加些番茄、菇類、培根，就是完美的一餐。看著冰箱裡面我親手花時間處理的蠶豆，心中感覺既踏實又充實。

待季節到來，購買大批當季又經濟實惠的食材外，有時我也會幫忙農夫消耗惜福版的作物。它們的外觀也許不完美，可是風味不變，價格更是優惠。我曾扛著一整箱的番茄，回家找朋友一起辦個番茄醬、義大利麵醬派對。我們親手做出一瓶瓶深紅色的義大利麵醬，把季節、風味、營養通通封存起來，比起超市賣的好吃又便宜。

依循心靈食物的理念後，我發現這些有機農夫、用心的餐飲業者關心的不只是一個人的健康，更是環境、文化、當地經濟的健全，甚至地球上未來的生物是否能夠永續。

食療的目標不只是為了個人的健康，更是為了群體的健康。當我試著慢慢把目光焦點從「我」變成了「我們」，便開始注意到，我可以取得有機的食材，可是並不代表種植這些作物的農人有著合理的薪水待遇；當我享用當季食物的美味同時，也得關心種植方式不傷害土地和附近的生物。

## 每天做出一個善的選擇，從「我」想到「我們」

這段時間，我認識了位於柏克萊市的原住民歐隆尼小餐館（Cafe Ohlone），他們善用原住民的傳統飲食文化，以共好的角度照顧個人身體，抱持著感謝土地賜予的心情取用食物。他們把食物看成大自然供給人類的營養，而不是人類可以恣意掠奪的資源。

記得第一次拜訪歐隆尼小餐館時，那是位於書店後院的小天地（現今已搬到柏克萊大學），我看著陽光穿透樹葉，灑落在用橡子和歐隆尼族織布佈置成的木頭桌面上。創辦人文森・麥地那（Vincent Medina）和路易斯・崔維洛（Louis Trevino）分享他們如何尊重大自然母親，適量的採集原生食材。當他們找到可食野草、野菇、野莓時，內心是輕柔的、充滿感激的，不過量收集，只為了保留植物繁衍的生命力。

多少年來，他們如此遵循祖先教導，卻也看到殖民者如何以貪婪的態度，濫用、獵殺、掠奪，留下一片貧瘠的土地。我在歐隆尼小餐館裡，看著他們使用大量的天然素材佈置每個角落，大家圍坐在其中唱歌吃飯，流露出他們對大自然的敬佩與感謝。

食療要從「心」開始，一部分指的就是，我們應該要調整對食物的態度。當我們習慣了食品公司提供的產品，而非土地供給的原型食物，久了以後，就不會有像原住民傳統飲食那樣的感動。倘若可以看見食物的源頭，那種被大自然滋潤著、被工作的農民照顧著的幸福感，更能提升食物帶來的療癒力。對我而言，食療絕不只是吃著塑膠餐盤上用保鮮膜包起來、營養經過計算且標榜均衡的食物而已。

不同種族的菜餚都有其療癒之處，尤其是原住民的食物，在現今的美國非常少見，更加值得珍惜。類似歐隆尼小餐館這樣的餐廳，它們的存在與推廣，不止讓原住民本身可以保留祖先流傳下來的智慧，對於其他少數族裔而言，更是一種鼓勵。

在包曼學院裡，我學到的心靈食物要當季、有機、未加工與當地；而我的理解是，心靈食物是用尊敬大地的態度，用心烹調出來的食物，這樣的食物剛好是當季、有機、未加工與當地。就像歐隆尼小餐館餐桌上端出來的菜餚，是原住民們從土地上找到最好的食物。

歐隆尼小餐館給了我啟示，當人們總是以「我」的角度看待世界，最後留下的可能是物種滅絕、土地沙漠化、地層下陷、水源汙染的未來。

在英文裡，健康（wellness）是以「我們」（we）開頭，疾病（illness）則是以「我」（I）開頭。這像在提醒著：如果以「我們」出發，將視野放遠，理解人類在地球上要和萬物共存共榮，才可能有真正的健康。當土地肥沃、水源清澈、生物多元、人民平等，每個人才有機會得到心的療癒。我們身處在同一個環境裡，沒有人可以獨善其身，食療對我而言不再只有個體，而是一場群體的療癒行動。

即使我一開始接觸食療，是帶著比較狹隘的觀念，但我不是要回頭責備當時的自己和有類似想法的人。從「我」到「我們」是一個過程，我們得先把電充飽、把身體滋養好，然後才有力氣去關心他人、關心土壤水源，用更開闊的胸懷去關心這個世界。

因為對大環境充滿著無力感，許多人選擇把視野留在「我」裡面，認為將自己的生活過好就好，沒有餘力去改變世界，諸如去了解食品工業製程與環境汙染等問題。走上食療之路的我，也並非一路順遂。我也曾經因為產後憂鬱症，讓許多事情近乎歸零地回到原點，失去了關心「我們」的力氣。

我也慢慢學會放下，學會告訴自己，暫時從「我們」退回到「我」也沒關係；有時陽台種的菜，因為生活忙碌到忘記澆水而枯萎也沒關係，要知道——隨時可以重啟。

每天三餐都是一個機會，都可以做出一個善的選擇，一個可以為未來環境、健康身心所做的選擇。無論休息或忙碌，每一天我會提醒自己，在選擇食物的時候記著從「愛」出發，愛著現在的自己和家人，也愛著未來的下一代。

與其問
為什麼這麼貴，
不如問
為什麼這麼便宜

我和克里斯第一次約會的地點在農夫市集，溫暖的天氣、熱鬧的氣氛，攤位架子上陳列著鮮豔誘人的蔬果，一切是那樣的美好。一年後我們正式交往，一起牽手回到市集。這段日子，農夫市集不只是個約會場所，更已成為我們生活價值的實踐。

新鮮的農作物總能輕易教人喜愛。爽脆的蘋果、濃郁的番茄，當季的蔬果只需簡單調味，每一口都讓克里斯為之驚豔。只是產品的價格，卻讓他一開始難以接受。克里斯習慣新中國城一磅〇．八九美元的蘋果，而我在農夫市集買的是一磅三美元的價格。

記得克里斯第一次聽到蔬果價格時驚呼：「什麼？剛剛他說多少？為什麼這麼貴？」克里斯的疑問不只是驚訝，也擔心我是不是被騙了。

克里斯的反應，正是許多投身永續農法的農夫，天天都在面對的質問。

在交往初期，兩人之間還充滿著粉紅泡泡，我便選擇呈現自己最真實的樣貌，不願勉強自己，也不去勉強他人。當克里斯問我：「這個東西為什麼這麼貴？」我知道金錢話題雖是浪漫殺手，但同時也是確認彼此價值觀能否一致的重要課題。克里斯吃下一磅三美元的蘋果，親身感受到不同於以往吃的蘋果的香、脆、甜，他半開玩笑地對我說：「完了，我以後慘了，得開始買比較貴的水果了。」

克里斯是個理性的人，他知道我平時少有娛樂開銷。我確實不太喝酒，一年去不到電影院一次，但我願意把錢花在農夫市集裡的農作物上。他知道我這些選擇背後的堅持，從驚訝轉為支持，甚至到後來，堅持的程度遠勝於我。

克里斯過去曾有嚴重的成人痘問題，為他帶來許多缺乏自信的時刻，也使用過較具刺激性的化學藥膏。交往一年以後的某一天，陽光照在他的臉頰，我突然注意到他皮膚的改變。

「嘿，寶貝，你好像沒有痘痘了耶！」

「真的耶！最近狀況真的比較好。怎麼發生的？」

討論之後，我們同意生活上最大的改變是克里斯的飲食，一年下來逐漸趨向有機、天然、原形食物的飲食習慣，減少生活中接觸到的化學添加物和毒素，似乎默默地影響著他的皮膚狀況。從此，困擾克里斯多年的痘子問題自然成為過去式。

## 貶低食物的價值，健康是直接的代價

除了帶克里斯品嚐農夫市集的作物，我也開始邀請他走進我認識的農場。堅持人道飼養動物的迪迪・博伊斯（Dede Boies），在她的紮根農場（Root Down Farm）裡頭，動物都沒有使用生長激素，沒有打抗生素，在寬廣的草原上自在成長。迪迪替每條豬都取上名字，豬隻們像寵物般跟她撒嬌。

為了達到生態平衡，迪迪也與其他農夫合作，輪替不同的動物在各自的草原放牧。他們施行再生農法，遵循大自然的智慧，讓動物修復土壤，增加保水功能，把空氣中的碳回歸土地，建立原始草種的生態系統。

迪迪的農場經營理念很大器，跳脫傳統經濟模式思維。多數人的觀念裡，認為土地是可利用、甚至可壓榨的資源。在一分地上要種出、養出最多的作物禽畜，才符合經濟效益。但迪迪的農場不把經濟效益視為第一優先，修護土地才是要事，因為土地是生命之母，人類的未來都靠它，她自然要給土地最好的。

在紮根農場，動物在草地上自然地隨著四季變化慢慢成長，有計畫的放牧和讓土地修復，最後消費者得以有健康美味的肉品。在迪迪的堅持下，我們受惠，自然生態也受惠。但是迪迪的選擇同時也大幅提高農場的經營成本。紮根農場的雞一磅八．五美元，遠高於市場上一磅二美元的廉價選擇。即使如此，她也無法致富。

不認識她的消費者經常問：「為什麼妳的雞這麼貴？」

但迪迪其實很想提醒我們，真正的問題應該是：「為什麼其他的雞這麼便宜？」

便宜的代價不是當下可見的，便宜的代價甚至已被隱藏。多數時候我們並不知道食品生產的源頭和過程，經常等到健康出現狀況了才開始問問題。以工業化大量生產、追求利潤所製造出來的食物，也許在售價上比較便宜，但裡頭包含的防腐劑、化學添加物、糖分等，卻讓我們付出了健康的代價。而在產製加工食品的過程，以及在飼養過程中施打的生長激素、種植過程中噴灑的農藥，都讓我們付出了環境的代價。當我們為了追求價格低廉而壓榨員工，犧牲的是人權的代價。這些代價往往因為距離消費者比較遠，我們看見的只是眼前這一包洋芋片、一罐汽水多少錢。

食品智囊團（Food Tank）在二〇一五年的高峰會議中記錄著：「想像漢堡的價

格，應該包括更多的項目，例如全球第一致命因子的心臟疾病，集中畜牧場的排泄汙染，加工場和屠宰場的勞動傷害，和非人道的飼養方式。這個漢堡絕不止〇．九九美元，也不可能是超值餐點。」

為了講求便宜，我們犧牲了最寶貴的大自然、犧牲了人類的健康，並且讓農人和勞工承擔廉價食物背後真正的代價。透過拜訪這些農場，傾聽他們的經營理念，慢慢的，克里斯頗能理解我的想法。就像我剛接觸食療的時候，也在重新調整我的價值觀。

提到食療，許多人經常引用希臘醫學之父希波克拉底（Hippocrates）的名言：「讓食物變成你的藥，讓藥變成你的食物。」而克里斯在認識迪迪後也體悟到了，與其吃便宜但施打抗生素的肉品，最後賠了健康，不如一開始就把錢投資在類似迪迪理念的農場。

當我們貶低食物的價值、追求廉價，健康是直接的代價。光看到飲食造成的慢性疾病逐年攀升，就是最直接的警告。如果有人問：「你要把錢花在食物上，還是醫療上？」我的答案很乾脆：「當然是食物。」

接下來的問題是：「那我可以減少其他哪些花費，挪轉到食物上？」像我就是放棄一些娛樂的開銷，把主要的錢花在食物上。每週上農夫市集，或是到農場採集，為親愛的朋友家人下廚，成為我的娛樂來源。

我相信，個人的飲食選擇可以改變自我和身邊他人的健康。當越多人做出這樣的選擇，團結起來的聲量，更能夠有規模地將金錢挹注在對社會和環境友善的企業經營模式上，讓類似迪迪帶領的改變，拓展到更多地方。期待有一天大家都開始轉而詢問：「這為什麼這麼便宜？」消費者的聲音，也可以改變業界趨勢。

## 支持對土地更友善的農作方式

我曾經協助過一個叫「意識廚房」（Conscious Kitchen）的基金會，他們以改變校園和學區飲食習慣，選用有機天然的食材為宗旨。

我們不是應該給孩子最好的嗎？為什麼會有這樣的社會問題？

意識廚房協助在馬林市的灣岸馬丁路德學院（Bayside MLK Academy in Marin City），就是個清楚的案例。這所小學位在全美數一數二富有的索薩利托市（Sausalito）旁的低收入區，健康食物獲取困難。學校百分之九十五的學生都需要政府資助的營養午餐，低廉的補助和營養資訊的不足，讓這所學校多年來只能供應工廠加工包裝的速食產品給學生。學校的五年級生中，就有百分之五十八是過重或接近肥胖程度。

意識廚房協助學校重新安排既有的餐費，與附近的有機超市合作採購食材，藉此降低成本。接著，再請廚師到學校準備新鮮營養的餐點，讓習慣吃冷凍披薩與布丁的孩子們參與切洋蔥、洗菜等過程，知道一道菜是怎麼被料理出來的，而非只有打開罐頭與塑膠包裝。此外，校園裡也有小規模的種植，讓孩童參與食農教育，認識種植在土壤裡的作物的真實樣貌。

這項計畫最後達成了多方面的改變，還進一步將成果向其他學校甚至學區複製，以擴展成效。意識廚房讓我看到，當政策改變，我們就能將金錢流向對土地和社會更友善的農作方式，改變下一代的健康（意識廚房的孩童參與食農教育後，提高了食用新鮮蔬果的比例），更能改變社會（老師們注意到這些低收入戶的孩童有注意力增強，和參與領導工作的興趣等轉變）。

當我們了解食物背後真正的代價，就能改變個人的選擇。我們也能想像，如果從政府、企業到校園在政策上都開始注重食物，社會和環境可以如何被改變。食物是我們迎向美好未來的起點。

聆聽我的身體，

覺知食物

帶給我的感覺。

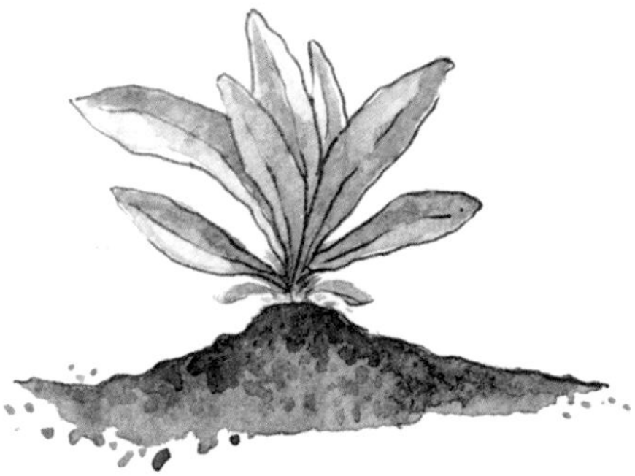

# 殺雞也可以很浪漫

接下來的故事不適合素食者。抱歉。

和克里斯交往一個月，我大膽安排了一個讓他「印象深刻」的約會。

殺雞。

## 不認識食物，不會種菜也不懂下廚，食物選擇只能被主宰

我的朋友傑瑞．勞森（Jered Lawson）是派農場（Pie Ranch）的農夫兼創辦人。派農場並不是單純的商業農場，他們培訓下一代青農，推廣再生農法和食農教育。提倡有機耕作和修復土地之外，還有食物正義認證，保護務農者權益並支付合理的薪資。我去拜訪傑瑞時，聊到他週末需要人手幫募款餐會準備一百多隻雞，我馬上舉手

報名。

這個舉動聽起來可能很瘋狂。殺雞是屠夫的工作，大部分的消費者只想要處理好的、乾淨的，甚至不曾像是生命的產品。在美國，人們更是習慣魚肉都要去頭去尾，最好還要去皮去骨。

學習食療、認識食物後，我下定決心要花更多時間了解我所吃的食物到底從哪裡來，了解食物背後的代價。這項任務可不是拔蘿蔔、採水果般的休閒娛樂。既然我吃肉，我想參與肉品的生產過程，確定我的選擇盡可能人道。我想以最誠懇的心情去面對、致敬為了我而貢獻的生命。

我天真地問克里斯：「你願意跟我一起去派農場幫忙收成（harvest）雞嗎？」克里斯反問：「什麼是收成雞？」啊，克里斯沒聽過這樣的說法，我趕緊回答：「就是宰殺和處理雞肉。」「呃……」克里斯擔心著，無法立刻做出決定。我趕緊加上一些比較羅曼蒂克的安排。「農場在海邊，從舊金山要開車一個鐘頭。我們可以好好規劃，甚至找個地方露營？會很好玩的。」克里斯謹慎地回問：「我可以協助其他事情，不直接收成雞嗎？」興奮的我回答：「一定可以的！而且一個禮拜以後我們還能回去參加一年一度的募款餐會，在田間享受好聽的音樂、美麗的景色，和我們協助準備的美食。」

我不確定克里斯是為了想繼續跟我交往，還是真的被我安排的行程吸引，總而言之，他鼓起勇氣答應了。

白色的速霸陸（Subaru）沿著太平洋往南直趨，一路上有陡峭的山壁，無憂無慮的棕色牛兒在大草原上發呆，零星陽傘點綴著沙灘。我們分享著彼此的成長背景。其實，去派農場那天我內心也是緊張的。一個生命在我面前離開，是件多麼慎重而不常見的事。而聽完克里斯的故事後，我才了解為什麼我的邀請會讓他這麼緊張。

克里斯對雞的印象和許多人一樣，是現代化超市裡以保鮮膜包裝乾淨的雞排，他從沒看過殺雞，也沒看過幾次處理好的全雞（可是他會吃廣東飲茶的鳳爪）。「食物」和「動物」對他而言，似乎是截然不同的兩回事。相較之下，在台灣長大、常去傳統市場的我，對於剛宰殺的禽畜並不陌生，全雞、全魚就和蔬菜水果一般平常。

我在美國慢食運動的發起人愛莉絲．華特斯（Alice Waters）的學校菜園計畫（The Edible Schoolyard Project）當義工的日子，深刻地發現到，在美國被許多人稱之為食物的，其實都是加工過、包裝過、行銷給我們的食品。孩子帶著洋芋片和汽水來學校享用，卻沒有看過番茄長在藤上、青菜從土裡冒出。

如果我不認識食物，不會種菜也不懂下廚，我的食物選擇只能受到企業主宰。食品或餐點也許有許多添加物，也許不新鮮，也許不人道，更少了很多選擇。所以，學校菜園計畫的目標，是讓孩童學會認識食物從哪裡來，如何在自家窗台就能種植，如何簡單做出色香味俱全的菜餚，生命就能找回自主權，改變就此得以展開。

這也是為什麼我想去派農場幫忙殺雞——認識我的食物從哪裡來，認識我能信任的農夫。接下來的故事包含血腥場面，請讀者慎入。

## 與每一口進入身體裡的食物，產生截然不同的連結

那是一個空氣清爽、陽光溫柔的九月天。傑瑞戴著派農場網帽，露出真誠的微笑，給我們一個厚實的擁抱。臨時屠宰場已經啟動，稻草鋪在光亮的不鏽鋼錐形桶（restraining cone）下，八個錐形桶圍一圈，大的開口朝上，像冰淇淋甜筒，可是裡面裝的是一隻隻安靜的雞，雙腳朝上。

錐形桶下已經有一圈光亮的血。但農場意想不到的平靜，只有鳥兒低啾和其他志工聊天的輕柔聲音。

我們先從拔雞毛開始幫忙。殺好的雞先在大鍋熱水裡燙過，再放進一個外型像是洗

衣桶、內有橡膠短棍的脫毛機去翻轉。我和克里斯親手把雞身剩下的毛拔掉，再交給戶外廚房的志工。等我們適應了，就參與協助殺雞。

這些雞在寬敞的草地上自由健康長大，傑瑞希望最後這一天也可以給牠們盡可能人道的終曲。傑瑞從草地的雞圈裡輕柔地抱起一隻雞，讓牠放鬆、安靜，再倒著放入錐形桶。錐形桶環抱著雞，可以讓牠們心情鎮靜。傑瑞取出最利的刀，準確、快速地在雞脖子上劃兩刀，結束雞的生命。整個過程不到三十秒。

那天我殺了八隻美麗的雞。當溫暖的血液沿著手臂流下，我提醒自己，這樣的養殖和屠宰方式是萬中選一，能夠有機會參與，我心裡充滿感恩。

克里斯也鼓起勇氣殺了兩隻。他細心的請傑瑞站在身旁，如果他的刀功不夠果斷，傑瑞可以幫他補一刀，減少雞的痛苦。我特別喜歡這個過程中，所有參與的人都互相尊重，克里斯尊重我到農場協助殺雞的起心動念，傑瑞尊重農場每隻雞的生命，我們一起完成了這件不太容易的任務。我曾經為了出家的阿嬤去世做七而吃素，但最後還是有些身體不適應，既然選擇了吃肉，我就不能閉著眼睛假裝看不見。

在安靜的殺雞現場，我感謝有像傑瑞這樣的農夫，能夠讓雞隻的生命大多數時候是美好的，並在生命結束那一刻盡可能人道，讓吃肉食的我有所選擇，讓我的選擇少了一些殘忍。

中午收工後，派農場提供的午餐特別慰勞心靈。離開農場後我們直奔大海，讓冰冷的海水洗去雙手的顫抖。夏日的太陽讓水面閃爍光亮。幸福的我們有如此用心的農夫幫大家照顧土地、尊重生命，提供充滿愛的食物。

一個禮拜後，我們重新回到農場參加派對。當我吃著炸雞，想著這隻雞從成長到生命結束的過程，我彷彿與每一口進入我身體裡的食物，產生了截然不同的全新連結。

# 食農故事的助產士

二〇一四年，我在食農界友人們的鼓舞下，成立了「食物文化合作社」（原名 Real Food Real Story，二〇二一年更名為 Food Culture Collective）。

合作社的起心動念來自於在大學成立說故事社團（Storytime）時，親身體驗到故事連結人心的力量。我們協助講者往內心去探索故事，掌控空間和聆聽氛圍，協助真誠的故事分享。聽眾們的成長背景或許與講者有很大的差異，但透過生命故事的連結，他們對事情的看法可能會因此受到啟發而轉變。講者原以為無人理解的孤獨，也能被同理感受，並從中導入繼續前進的動力。

說故事社團的基本理念是，相信每個人都有故事、都值得被聆聽。我們透過推薦或隨機挑選方式，邀請人們前來分享。雖然很多人在第一時間會害怕敞開心胸，但藉由鼓勵與陪伴，我們協助對方把故事說出來。當時累積的養分，成為我後來創辦食物文化合作社的根基。

我深深相信，當一個真誠的故事，被分享者從內心深處傾訴出來，會得到大家熱切的迴響，即使我們來自不同地區，擁有不同的宗教信仰、不同的生活與思考方式，但身而為人，我們其實沒有那麼不同。

## 創造共享、平等、永續飲食文化的人，協助他們把故事說出來

當我來到灣區研究食療，一個個農夫市集、友善餐廳到處跑，四處到農場當志工學習，認識了許多影響我一生的朋友。身體和心靈都受惠於整個永續慢食的環境，心裡當然希望自己能在其中有所貢獻。

我想起阿公，雖然我小時候他就已經過世，但樂於助人的善良故事，爸爸還是常會提起。以前阿公和阿嬤在屏東潮州經營雜貨店，常常有人到店裡向阿公借錢，阿公也總是願意幫忙，就把借據寫在紙上往抽屜裡扔，不會去計較對方有沒有還。直到阿公去

世，家人整理抽屜時，發現裡面竟累積了不少紙團。

從小，我就知道我所擁有的，比身邊同學還要多一點。阿公阿嬤教導我的是：當你擁有比人家多一點時，更要懂得幫助人。我在農場裡，蹲在這些人旁邊，了解到他們的壓力、他們的渴望、他們的擔心，以及他們想要改變的事情。我心想，我能為他們做什麼？說故事、建立社群是我的專長，那些用開闊的心創造共享、平等、永續飲食文化的人，我想協助他們把故事說出來，進而改寫美國大多由白人、男性、奴隸制度基調和資本主義理念所撰寫出的消費文化。

過去一百多年來，美國的飲食變得非常商業化，不知不覺間我們把自己看作單純的生產者與消費者，在食物鏈的兩端距離遙遠。這些年來，「從農場到餐桌」（farm to table）的概念雖然縮短了距離，但消費者還是站在一邊觀望著。我們忘記了，其實我們都是依賴這個地球過生活的人。生產者也許不知道該如何訴說他投入有機種植的起心動念，或是不知道如何跟人們解釋他選擇人道的方式飼養動物；而消費者在不理解的情況下，難以接受高於市價的蔬果和肉品，更因為擔心被坑錢，將之拒於千里之外。

這之間的距離，讓我們忘記生產者，忘記清洗、包裝、運送的工人，忘記土地上的昆蟲和動物，忘記水源最終流向大海再回到我們的水龍頭。飲食是一種文化，飲食的選擇反映出我們如何看待他人、看待環境與看待生命，甚至如何看待自己。

我想起大學時的經驗，用故事去打動人心、改變文化，在我眼中是一個非常有力量的方式。因為城鄉結構改變，食農業的商業化模式，人與人之間的距離被拉得越來越遠，食物的溫暖只剩下一點點。我希望可以有所貢獻，縮短我們與食物源頭的距離，協助多元飲食的存在與社會認可，創造一個共好的食物文化。

這就是食物文化合作社的源起。

**當你知道，**

**漁人碼頭百分之七十的海鮮都不是當地的……**

雖然有了這樣的想法，身體疼痛和疲累讓我一直遲遲沒有行動。一次，我和一名永續漁業的朋友馬丁．汝迪（Martin Reed）聊天分享食物文化合作社的理念，沒想到他比我還要積極。當我正準備離開停靠漁船的港邊時，他問我：「在我們下次見面前，妳可以為這個想法做什麼？我又可以為妳的想法做什麼？」

那時我的身體還是經常不舒服，覺得自己沒有足夠力氣把想法變成行動，但在馬丁的堅持下，我們決定先試辦一場故事分享會，看看能夠從中學到什麼。

既然馬丁比我還積極，第一場故事分享會的主角當然得請他來擔綱。這場食物文化合作社的暖身活動共吸引了四十五人，擠滿了我的客廳。我找了一群朋友幫忙準備活動，包括用馬丁提供的長鰭鮪魚骨，加上新鮮的淡菜，煮了一大鍋海鮮湯。此外，有人烤了餅乾，有人找烘焙坊贊助酸種麵包，有人幫忙佈置場地，還有一群歡迎和陪伴每一位參加者融入活動的接待小組。

那天晚上，我們的心都因為海洋和馬丁而暢開。平常很少提起自己故事的馬丁，從小在舊金山嬉皮家庭長大，家裡吃的都是在彩虹合作社或直接跟農夫買的有機食物。可是在馬丁青少年時，媽媽因為憂鬱症自殺，這對馬丁不僅帶來極大的心理震撼，也因為家裡沒有人掌廚，從此只能和爸爸到家附近的速食店果腹。

直到後來，父親心臟病發作後，馬丁知道不能再這樣下去。他自學烹飪，與朋友合資買永續食材以降低開銷，過程中他慢慢了解到食農業的問題，進而決定投入永續漁業。他不希望有更多人和他一樣，成長歲月只能吃速食。馬丁真誠的分享打動了現場許多人，他也談到了美國漁業目前所面臨的問題。馬丁讓我們知道，在漁人碼頭買到的，百分之七十都不是當地的新鮮漁獲，像是碼頭著名餐點裡的蝦，都是已經飄洋過海去過中國剝殼染色，再冷凍運回加州的。另外，美國超市裡有百分之五十以上的魚類，都是透過更改名稱來提高售價。

馬丁的分享結束後，還有好多人繼續圍著他問問題，後來我們還舉辦了漁港活動，由馬丁帶領大家認識當地的漁夫。馬丁說，捕魚的方式有很多選擇，有些選擇能讓漁業得以永續，他也讓現場所有的參加者從心底改變了對海鮮的想法。

食物文化合作社正式成立之後，我們培訓和邀請許多食農改革者分享他們的故事，這本書裡提到的人們，都曾經與基金會合作過。我們希望在美國食農業掀起一場改革。過去百年以來，美國食農文化被白人、男性和大型企業掌控，搾乾了土地，竭盡了海洋，控制了勞工和消費者。合作社旨在致力於協助永續食農業者，尤其是當中的少數族群發聲，並且提供合作共鳴的機會，把真正多元的聲音找回來，改變社會價值觀。

食物是文化，它影響著我們的決策方向、系統設計，和每天的行為表現。我們需要有意識地灌溉和推廣正向的、善意的、共好的文化思維。

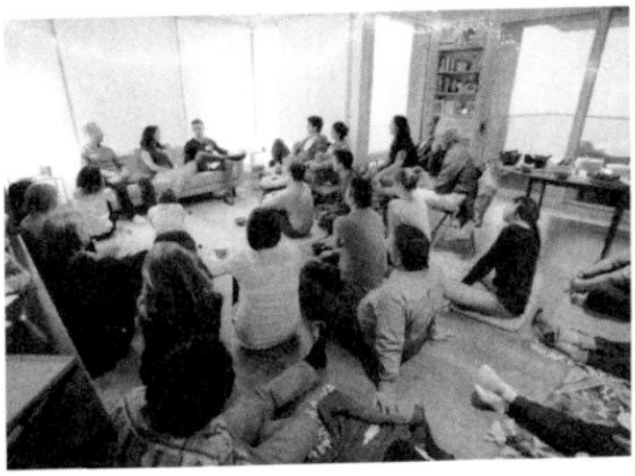

第一場食物文化合作社的活動。
（Jayson Carpenter 攝）

# 搶救水蜜桃

二〇一七年，在我成立食物文化合作社後，收到一封大大改變我飲食觀念的郵件。這封郵件與後來衍生出的行動，讓我切身了解到，在我們身邊能夠療癒身心的食物正快速消失，我必須有所行動，成為它們的守護者。

人氣放・增本（Nikiko Masumoto人気放・桝）是一位第四代美籍日裔年輕農夫。增本家族農園（Masumoto Family Farm）是美國知名的農場。多年來，增本家族農園以獨特品種的水蜜桃和深刻的文字撰述來推廣永續農業，他們堅持有機、保護原生種，更支持農夫正義。

我一直以為增本家族農園是永續農業成功的典範，人氣放還曾受美國前總統歐巴馬的邀請去白宮演講。美國慢食文化發源地「帕妮絲之家」（Chez Panisse）餐廳，在水蜜桃產季時，是以增本家族的陽冠（Suncrest）品種水蜜桃直接盛在盤中給客人當甜點，顯示出用心種植的農產品，好吃到無需額外的人工點綴。沒想到，來自人氣放的信件，顛覆了我這樣的想法。原來他們希望食物文化合作社能幫助他們，為農場裡原生的金塵（Gold Dust）水蜜桃找到出路。

金塵桃是陽冠品種的母親，一定也是無比的多汁香甜。我好奇，陽冠水蜜桃可以成為帕妮絲之家的明星水果，金塵桃為什麼會賣不出去？

人氣放解答了我的疑惑，她說：「金塵桃的滋味真的如做夢般的好吃，可惜它的體型嬌小。」當消費者習慣用眼睛來衡量食物的價值，喜歡大顆的水果而非小的，而且最好體型均一、無視覺缺憾，這讓外型相對嬌小的金塵桃銷售困難。

原來罪魁禍首竟然是我們消費者？

「如果找不到買家，農場不能持續地賠錢請人採收，最後，熟成的金塵桃只得被放棄，一顆顆任憑它掉落。莊園耗費這十幾年所培育、細心滋養茁壯的兩百五十棵金塵桃樹，最後可能淪為直接砍掉的命運。我們不願意看到這麼好的品種就此消失。」

## 人，才是糧食危機的癥結所在

自從來美國學習食療，我有好大一部分心力都花在找尋可信任的食物。我希望食物不單只有機、非基因改造，也希望附近的環境與社區因此越來越健全。增本家族農園一直以來都是我高度信任的農場之一，看著他們如此努力培育的原始品種很有可能被迫放棄，我沒有辦法置之不理。

我曾經以為，地球的糧食危機是食物缺乏。在非洲，因為飢荒而瘦弱的孩童身影、土地乾涸龜裂的影像歷歷在目。我們替非洲人民募款、募糧食，好像是為了大自然不公平的對待，想用善心來解決問題。直到真正了解後，才知道「人」是癥結所在。

統計數字告訴我們，全球農作物產量是供過於求的，問題在於糧食分配不均。美國就是一個經典的例子。在美食中心舊金山往郊外開車不到二十分鐘的距離，就會出現食物沙漠，這裡充斥著賣菸酒的雜貨店，新鮮蔬果卻是又貴又少見。

住在食物沙漠區的居民，不見得負擔不起新鮮的蔬果，他們也希望自己和家人能吃到健康營養的食物。但為了取得新鮮蔬果，他們得走路去搭公車再轉車，才能夠到達超市。久而久之，忙於工作賺錢的家長，不得不接受廣告商的洗腦，認為便宜又方便的汽水、洋芋片、冷凍餐點，就是他們唯一能提供給孩子們的食品。

在食物沙漠充斥的同時，美國每年浪費掉百分之三十至四十的農作物。（*）浪費這麼多食物背後的原因很複雜，但其中一項是我們可以做出改變的，就是消費者對於食物外表必須追求完美的迷思。

## 「這是我吃過風味最飽滿的水蜜桃」

在幾次信件往返討論後，人氣放和我設計了#eatsmallfruit的倡議行動，我們與企業合作，鼓勵社會大眾重新思考如何衡量食物價值。我負責募集一千磅的水蜜桃預購單，幫增本家族找到出路。

一開始我天真地計算著，如果每個團體可以預購二百五十磅，我只要找到四個團體就完成使命了，這個目標應該不難達到吧？於是，我列出一份標榜注重環境保護、健

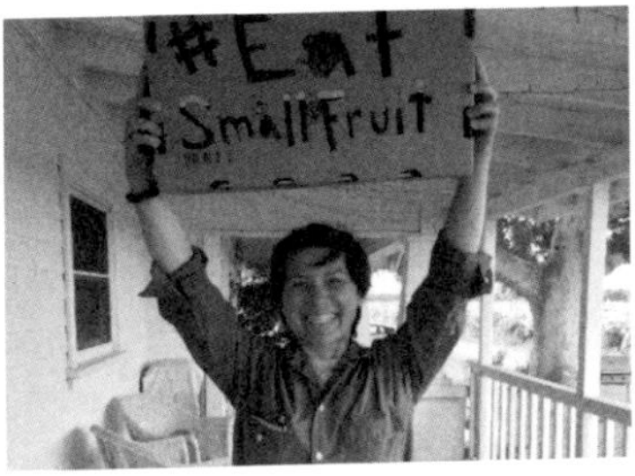


人氣放舉著 #eatsmallfruit 的牌子。
（Brie Gelinas 攝）

康食材的企業組織及餐廳清單，準備與他們分享金塵桃的故事。

當我以增本家族的名氣加上美味保證的旗幟出征，卻出乎意料地在一週後收到許多婉拒的回信和回電。

「妳說它有多小?!」

我才發現，即使金塵桃的故事動人，餐廳和食物加工組織卻嫌桃子體型小，在處理上需要較多人力，有些則是希望價格能再便宜一些。我從第一線體驗到增本家族在市場上所面臨的挫折——當人們追逐方便和經濟效應時，是如何放棄了身邊已有的美好。

好在，最後我仍然把這項任務達成。包含愛彼迎（Airbnb）、谷歌（Google）、Kitchentown共用廚房、史丹佛大學（Stanford University）與State Bird Provisions米其林一星餐廳，都願意參加預購水蜜桃的活動。這些組織跟我一樣，從沒想到連知名的農場都會碰到這樣的困境，讓他們了解到食物浪費的嚴重性。他們同意給金塵桃一個機會，相信它是有價值的。

為了減低農場開銷，食物文化合作社募集了幾位志工，來替增本農場採收和運送水蜜桃給預購單位。金塵桃不適合提早收成，必須在成熟時快速採收，將這脆弱的水果送到消費者手上。來回八個鐘頭的車程，志工們帶回一箱箱嬌小的水蜜桃，讓它們收成六年來，第一次沒有面臨被棄置的命運。

一箱箱的金塵桃堆疊在我的房間，準備隔天送到愛彼迎辦公室。桃子香味瀰漫，口水直接開始分泌。我挑了一顆蒂旁已經微軟，果實黃裡帶著畫筆暈染般的桃紅色的金塵桃，放在掌心把玩，它帶有太陽照耀過的溫暖。想著人氣放曾提醒過我：「這個桃子水分很多喔！」於是，我移動到廚房水槽前，綁起頭髮，將桃子用清水沖洗後，大口咬下，是文字難以形容的甜蜜，我一輩子也忘不了。

一週內，預購的企業們不只品嚐了水蜜桃，同時也歌頌了它的生命。愛彼迎員工餐廳人員在辦公室裡騎著單車，將金塵桃一顆顆送給員工的同時，也分享了金塵桃一度因為體型太少而差點被市場淘汰的故事。State Bird Provisions 餐廳設計獨特的水蜜桃菜單：以綠芫荽子、辣椒粉和檸檬點綴金塵桃成為前菜，火烤水蜜桃與黑莓配黑麥糯米蛋糕做為甜點，用味覺宣傳#eatsmallfruit的重要性。

我還記得，當時的副廚特別跟我說：「這是我廚藝生涯吃過風味最飽滿的水蜜桃，每道菜的靈感自然湧現。謝謝妳讓我們有機會欣賞它。」《舊金山紀事報》也全版刊登了金塵桃的故事，大篇幅宣揚搶救水蜜桃的行動。

## 帶孩子認識真實世界的蔬果有各種樣貌

大自然一直供應著人們所需。

在美國，多年來因為消費者對蔬果要求完美，讓許多同樣營養美味的農作物，因外表而被市場退貨。就像金塵桃，單單因為外型如杏桃大小，就完全沒有水果商願意販售。對於地球，人們可能又一次不自知地損失了珍貴的生物多樣性；對於你我，過度強調外型的消費習慣，多少次讓你錯過了那想像不到的美妙風味。

在#eatsmallfruit倡議行動後，我也期望在日常生活中延續這樣的理念。生下兒子浩安後，某天我發現他的木製切水果玩具，個個都是外型飽滿、色彩鮮豔的完美蔬果。於是我上網搜尋，果真幸運地讓我找到，有一家玩具廠商為了讓孩子認識真實世界的蔬果有各種樣貌，生產了外型並不完美的水果玩具。趁著安安不注意，我將他的水果玩具替換了幾片「醜」蔬果，希望可以從遊戲中潛移默化他對食物外觀的接受度。

逐漸長大的浩安，每個週末跟著爸爸到農夫市集買菜，不會覺得每一種蔬果應該要長什麼模樣才叫做完美。我還記得，有次市場攤商送了他一條賣不出去的「醜」苦瓜，看在浩安眼裡，這份禮物的外型雖然比一般苦瓜來得小又扭曲，卻是最美的分享。

食物不能只是療癒一個人。沒有美好的環境、沒有用心的農夫帶給我們多元的物種和永續的種植方式，沒有利他的價值觀，我們永遠不會健康。如果能夠不以貌取「果」，我們也能與農人肩並肩，一起讓這個世界更美好。

＊ 參考資料：*Food Loss and Waste.* 美國食品藥物管理局（U.S. Food & Drug Administration）官網文章。網頁瀏覽日期：二〇二三年二月二十日。

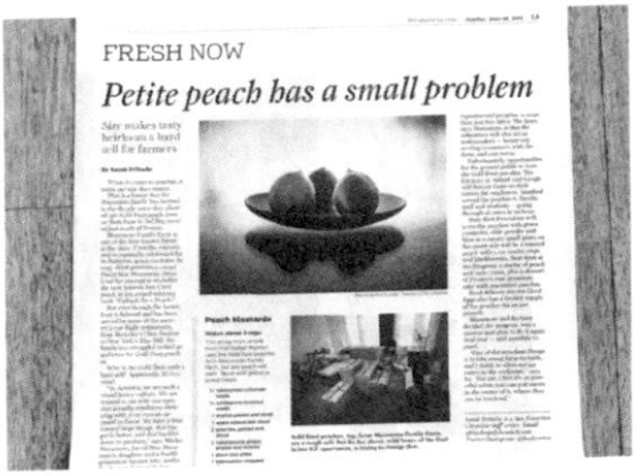
FRESH NOW

Petite peach has a small problem

Size makes tasty heirloom a hard sell for farmers

《舊金山紀事報》2017 年 6 月 18 日全版刊登搶救金塵桃的故事。

愛的餐桌

# 芥末水蜜桃

這是當時愛彼迎公司的副廚師長拉斐爾（Rafael Monfort）用金塵桃準備的食譜，不過任何桃子都適用。成品大約三杯分量，可搭配烤肉或西式醃肉使用。《舊金山紀事報》當時也刊登了這道食譜。

**材料**

½ 湯匙 芫荽籽
½ 湯匙 芥末籽
1 顆 紅蔥頭，切丁
1 顆 蘋果，切丁
2 顆 金塵桃，去皮切丁
2 湯匙 薑末
1 顆 八角
1 湯匙 百里香，切碎
1 杯 糖
1½ 杯 蘋果醋
適量的鹽和現磨黑胡椒

**做法**

1. 中火，大鍋炒香芫荽籽和芥末籽，大約一分鐘。
2. 加入所有其他的材料，加熱到水沸轉小火，直到水果軟化，醬料濃稠，約 30 到 35 分鐘。
3. 關火後用鹽和胡椒調味，放涼。

問問自己，

我需要什麼？

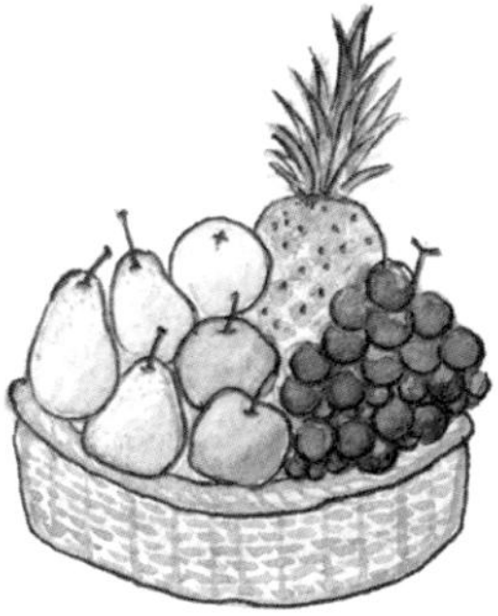

# 如果農夫病倒了

包曼學院全人廚師課程結業後，我整理了簡單行囊，到舊金山北邊的博利納斯（Bolinas）小鎮窩了一個月。雖然學校課程、跑農夫市集和研究食物都得我所好，但我的免疫疾病還是不斷地提醒：「妳該慢下來了。」下課回家三十分鐘的車程，我經常要分兩段開，中間短暫停下，閉上眼睛讓因為疲憊產生的暈眩感退去後，才能夠再上路。

我個性內向，需要時間獨處，所以特別喜歡博利納斯的安靜海邊，尤其期待到當地的福音平地農場（Gospel Flats Farm）幫忙。那時我並不知道這美好的務農體驗，是多數農夫無法想像的天方夜譚。

我租了一間位在帝王斑蝶保護區的車庫上小套房，窗外綠意盎然。穿過套房旁的野放草原，有一條雜草叢生的小徑，可以沿著下坡路抵達一個秘密海灣。

每天一早，我先到福音平地農場找農夫米奇・莫奇（Micky Murch）報到。十英畝的有機農場，位於小鎮必經的入口路上，色彩繽紛的手繪門面歡迎著大家。鑄鐵牌子介紹著木箱裡擺放著的食材：露珠仍在的芝麻葉、還帶著些許泥土的甜菜根，以及大把大把的羽衣甘藍。桌上有一盒盒新鮮的雞蛋（總是在中午以前被搶購完）、生氣盎然的花束，吸引著我的目光。甚至在特定的季節，還有螃蟹可以買。

最特別的是，蔬果攤採榮譽制度。每個人上門後，挑選好的菜就自己秤，價錢記錄在一本斑駁的筆記本上，錢則投入一旁的黃色鐵箱，這裡不找零。整個蔬果攤彷彿是一個裝置藝術，也是對於人性的基本信任。即使有的人需要食物卻付不起，那也沒關係，米奇相信一切都會自然達到平衡。就這樣，蔬果攤養活了米奇一家人。

蔬果攤後就是熱鬧的福音平地農場。南瓜擠在色彩繽紛的金魚草旁，番茄、辣椒、黃瓜、蘿蔔、萵苣都是鄰居，蝴蝶蜜蜂紛飛，雞群吵鬧。米奇的孩子在土地上奔跑，在溪裡笑著戲水。週末夜晚，農場上的小畫廊有現場音樂表演，農友、鄉民、觀光客齊聚一堂。這是福音平地農場美麗的日常。

有時我幫米奇採收作物，有時清洗蔬果並整理蔬果攤的菜色，有時收集雞蛋，而薪資就是這些新鮮的蔬菜水果。每天下班時，我會隨手抓把芝麻葉、紅蘿蔔和我最愛的豌豆，先去海灘小睡一下，再跳上衝浪板到海上看看風景，之後回到我的小廚房開始準備晚餐。海水順著頭髮滴入正在煮義大利麵的那鍋水，蝴蝶保護區的草原是我的餐桌，鑄鐵鍋在石頭上平放，我則欣賞著天色逐漸昏黃。

這是我第一次參與務農，離開後才知道，這和諧的場景簡直美得像場夢。

**農人往往是第一線的農藥受害者、被剝削者**

從十八世紀開始，美國食農業就建立在奴隸制度的基礎上，白人把最辛苦的工作交給被強迫移民的非裔奴隸，奪取他們的自由也不支付薪水。如今，食農業依然大量倚賴墨西哥和其他南美國家被迫而來的無身分移民工，以低廉的工資和無健保聘用他們，以減少開銷。所有日曬雨淋或運輸帶前不斷重複的工作，都靠著他們完成。因為移民政策的問題，美國人依賴他們，卻往往沒有保護他們應有的權利。

在美國，每七名就業人士就有一名在食農界工作，但食農業有著最令人汗顏的薪資和工作條件，整體薪資中位數遠低於其他行業。食物鏈工人聯盟（Food Chain Workers

Alliance）二〇一六年的報告中清楚顯示，百分之十三的食農業者需要依賴政府的糧食卷（Supplemental Nutrition Assistance Program，簡稱SNAP），比起其他產業高達兩倍之多。這些為我們生產食物和餵飽大家的勞力者，竟然常常生活在弱勢的情況下。

新冠肺炎（Covid-19）疫情更突顯出食農系統的脆弱。位於食農業前線的勞工們，為了民眾的溫飽和自身需求，依舊照常工作。多數沒有健康保險的他們，生病後醫藥費無法負擔，請假又會被直接解聘，這些都是我們所依賴的勞工每天在面對的。疫情揭露了我們的命運其實是分不開的，勞工的權益沒有被照顧到，在第一線染病，立刻造成食物短缺的問題。

許多我在食物文化合作社接觸過的農夫，也分享過令人心疼的業界事實。例如美國大多數的農地至今依然施行使用大量化學農藥的慣性農法，而農人就是第一線的受害者。綠拇指有機農場（Green Thumb Organics Farms）的魯迪・西門尼斯（Rudy Jimenez）就說過：「小時候我父親回家時，我急著想去抱他，可是我母親得阻止我，因為爸爸身上有太多農場灑落的化學農藥。」因為擔心家人的健康，魯迪決心創辦有機農場，也鼓勵附近的農場轉型。

回來看看，福音平地農場米奇的孩子可以在農地上翻滾玩樂，食糧充足地健康長大，真的是例外中的例外。

當我們的生態系統建立在剝削和利用的價值觀上，當種植的食物帶來他人的病痛，我們不可能真正長久的健康。

食療不只是食用天然、營養的食物，食療必須包含真誠地、全面性地面對我們和食物的關係，了解我們和大自然、和社會所有人是互相依賴的。沒有群體的療癒，就不會有個人的療癒。個人健康必須建立在群體健康之上。

除了消費者的健康，務農者需要得到合理的薪資和保障，土地河川需要被淨化，原住民的生活方式和祖先的智慧需要被保護、被傳承，土地上的昆蟲和動物也同樣需要被尊重，這些，都是食物療癒之路真正需要考慮的。

”

當你學會如何種植、如何烹飪，
你就擁有自己生命的主宰權。

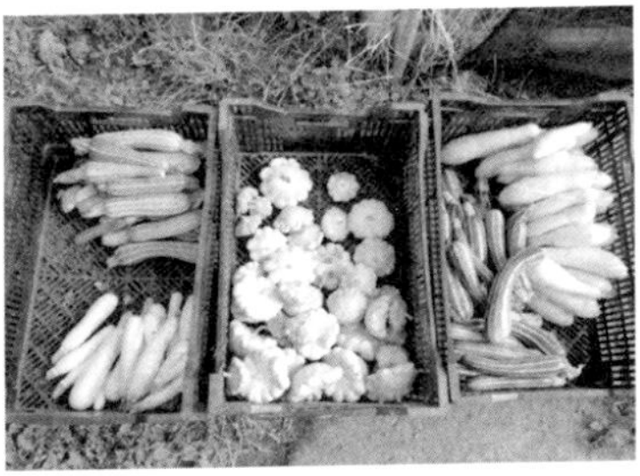

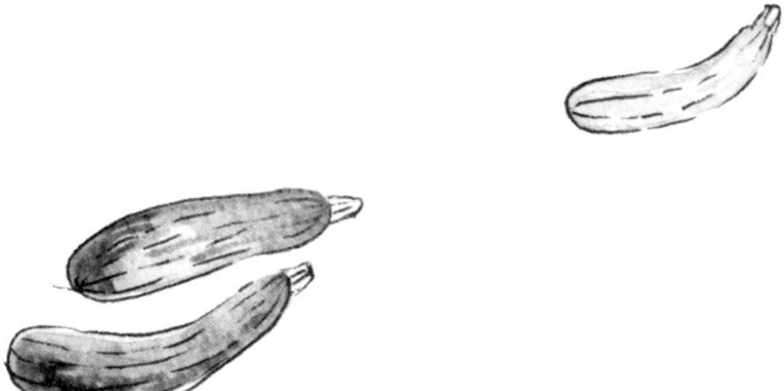

PART
3

# 食育，愛的進化論

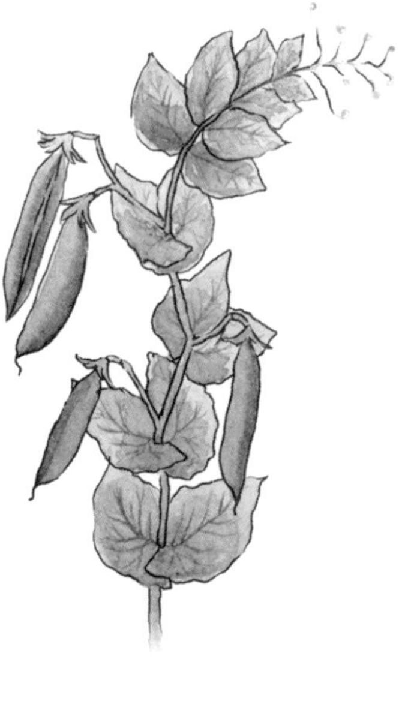

# 食物是自愛

食物，是愛自己最直接的方式，也是通往愛的捷徑。但是人們在悲傷時，食物也往往是第一個被放棄的。

在懷孕以前，公寓的小廚房是我的遊樂場，每天三餐可以玩火玩水，想吃什麼就自己做，沒有餐廳能比我自己準備的食材豐盛。廚房也是我的避風港，累的時候替自己沖一杯香草茶，想家的時候為自己做碗牛肉麵，心情低落的時候就邀請朋友共享一塊俄式蜂蜜蛋糕。

懷孕的第一天我就開始感覺虛弱，聞到食物時更是極度想吐。記得有一次我在公車上聞到別人嚼芭樂口香糖的味道，直接不舒服地昏倒。接下來八個月，我無法踏進廚房一步，克里斯被迫接棒成為我們家的大廚，我也頓時失去了生活的重心。

## 妳希望另一隻手可以放什麼來療癒妳的身心？

過去，我未曾想過會因為擁有孩子而感覺到悲傷。二〇二〇年一個炙熱的二月熱浪天，我在舊金山的公寓裡生下兒子浩安。那一夜，他安靜地睡在我起伏的胸口上，先生和我用手指輕輕摸著我們期待已久的寶貝。當時的我並不知道，太陽升起後我會好久好久不再能感受到這種滿足，甚至忘記如何疼惜自己。

當我用手臂抱著浩安的小小身體，那是多麼幸福的時刻。然而，這樣的甜蜜很快地被嬰兒黃疸與親餵母乳的挑戰給打斷。浩安出生後，我依然沒心力進廚房，一想到做菜只覺得是壓力。嬰兒黃疸帶來的緊張，親餵時不斷刺心的疼痛，還有浩安的第一個手術，一個個難題接踵而來，逼得我不得不把心思全放在孩子身上。

緊接著，正當我以為可以稍微喘一口氣時，新冠疫情席捲美國，突然之間生活物資被搶奪一空，月嫂提前離開，親友也無法見面。抱著小孩的手臂頓時沉重無比。和先生討論後，我們決定暫時搬到南加州的一個小鎮，遠離舊金山市中心不斷升溫的物資搶購潮，以及治安和醫療問題。我們連忙收拾了各自輕便的行李，經過六個多小時的車程後，生活重新歸零。

當孩子和先生都睡了（其實再十五分鐘孩子可能又會哭醒），看著行李四散在新居各個角落，心情像潮汐一般波動，悲傷的海浪悄悄淹沒了我。最後，當我終於回過神來，赫然發現我已不再認識我自己。

我得了產後憂鬱症。

我不再認得我的身體，鬆弛的肚子，腫脹的胸部，疼痛的手腕和腳踝關節，光是「疲憊」這兩個字，不足以形容我的感受。我的腦袋裡只有孩子的睡眠時間表，卻不記得上一次自己好好吃頓飯是什麼時候。生活不再有彈性，我不但不快樂，許多不如意的小事都讓我憤怒。

光是照顧浩安、買菜、打掃清潔、趁孩子睡覺趕快補眠，時間就已經不夠用了。唯一幾次自動自發做菜，都是為了家人：克里斯的生日蔥捲早餐和浩安的生日蛋糕。踏入廚房是為了他人的快樂，而吃飯只是為了填飽肚子，才有體力照顧浩安，才能分泌足夠的乳汁。吃飯已經變成責任。

苦撐了幾個月後，有一天我決定跟克里斯說：「我受不了了，我沒辦法控制低潮的情緒。」他鼓勵我聯絡附近的加州大學舊金山分校醫療中心。經過一次短暫視訊後，醫生就開了產後憂鬱症的處方簽。所有的感受突然有了個診斷，心裡不知道該喜還是該憂。根據過往免疫疾病的經驗，我知道光是依賴藥物無法解決我的問題，於是我決定聯絡非常信任的助產士凱莉．墨菲（Kelly Murphy）。那天，我坐在每夜孤獨擠母奶的淡灰色沙發上，撥了通電話給凱莉。

「辛苦了，沛如。我一點也不驚訝妳有產後憂鬱症。妳的生命有了巨大的改變，妳的荷爾蒙也還不穩定。」

我深深吸一口氣。

「妳絕對可以選擇服用抗憂鬱症藥，不過我們的醫療文化對於產後憂鬱症是不重視的。我想問的是，這個診斷對妳代表什麼？妳心裡期待著什麼更根本的改變？」

氣停頓在我胸口。

「如果妳一隻手放的是藥，妳希望另一隻手可以放什麼來療癒妳的身心？」

氣，慢慢地洩出。這是我內心等待已久的提問。

我沒有答案，可是我清楚知道這是接下來每日每夜的功課。

## 食物是聆聽自己，提供身體所需要的愛的捷徑

在懷孕生產前，小廚房是我在家花最多時間待的地方。多數的菜色我都是從頭開始製作。當克里斯加入後，廚房變成我們的雙人舞池，一個人掌管爐火，另一個人就照顧烤箱。洗菜、切菜、嘗試著混合各種味道，下廚帶給我們喜悅與成就。

從我懷孕那天起，廚房不再是我照顧自己的地方。一開始我無法理解這份失落的影響。直到浩安一歲多的某個春天晚上，我正在幫浩安洗澡，他高興地用小杯子把水倒過來倒過去，我腦中突然浮現一個念頭：「我想吃鬆餅！鬆餅加蜂蜜還有鮮奶油！」

小時候台灣家裡的早餐總是非常健康：蔥蛋、地瓜、豆漿、雜糧饅頭、稀飯。我沒有不喜歡，可是在美國念書那些年，我發現早餐吃鬆餅，像是一早起床就能光明正大吃甜點的完美偽裝。鬆餅加上楓糖、水果、鮮奶油，甚至迷你巧克力，過癮極了。學習食療過程中，我也學到如何做好吃又健康的鬆餅，例如利用杏仁粉調麵糊，增加蛋白質含量又能減少麥麩。對我來說，鬆餅有一種輕鬆的幸福感。

這麼直接對食物的渴望已經一年多沒有感受到，我嚇了一跳。身體像是用膽怯的聲

音對我說：「妳可以來照顧我嗎？可以偶爾把我排第一嗎？可以放鬆一下嗎？」這時我才注意到，我好久沒有聆聽自己的聲音，好久沒有為自己做頓飯。我愛孩子，可是我愛自己嗎？

浩安入睡後，我走進有些陌生的廚房，翻出家裡可用的食材：牛奶、新鮮鴨蛋、小麥麵粉。我用牛奶加些檸檬汁自己做酪奶，全麥麵粉與鴨蛋攪拌成麵糊，加上酵母粉隔夜低溫發酵，安靜地準備療癒我的心靈。

隔天一大早，我一手抱著浩安，一手拿著木頭鍋鏟，大鬆餅給爸爸媽媽，小鬆餅給浩安。我們一起打鮮奶油，挖一口給他吃看看。浩安參與了鬆餅翻面的過程，並且舔了一口打發奶油的器具。那是一頓滋養我靈魂的早餐，雖然我的心還是在孩子身上，但是產後一年多，我終於為自己下廚了。

過去那段日子，當我把孩子擺在第一位，卻忽略了自己身體的訊號。憂鬱症更讓我喪失疼惜自己的動力。還好凱莉提醒了我：只有我能決定產後憂鬱是個病，還是改變的契機。

為家人下廚是因為我愛他們，但我也值得這份愛。自愛是一種選擇，也是我人生的功課。就像運動是為了自己健康而養成的習慣；食物是聆聽自己，提供身體所需要的愛的捷徑。每天我們都得吃，每天我們都可以選擇如何與身心靈呼應。

那天晚上聽到來自身體的渴望後，選擇回應身體的需求，走進廚房做鬆餅，是我重回學習愛自己的第一步。你的心靈又需要什麼？讓我們從替自己好好準備一餐開始。

# 隔夜鬆餅

材料

2 杯 奶（可換成植物奶或酪奶：2 杯牛奶 +2 湯匙檸檬汁），微溫 40℃左右
2 湯匙 糖（可換成椰糖或黑糖）
2 茶匙 乾酵母粉（我喜歡德國 Lecker's 活性乾酵母粉）
5 湯匙 無鹽奶油，融化後放涼
2.5 杯 麵粉（可換成全麥麵粉或半杯換成杏仁粉）
½ 茶匙 鹽
2 顆 蛋（我習慣用新鮮鴨蛋）

做法

1. 大碗中加入溫熱的奶、糖和酵母粉。等 4-5 分鐘起泡後加入奶油。
2. 另一大碗中打散麵粉和鹽。液體加入乾粉中，輕輕攪勻。
3. 碗蓋上布，在溫暖的房子裡靜待 30 分鐘（可刷牙洗澡準備睡覺），麵糊會漲成兩倍的量。
4. 布換成保鮮膜（我喜歡用鍋蓋或盤子，少用點塑膠），放入冰箱隔夜發酵。
5. 早上把麵糊拿出來退冰 30 分鐘，加入蛋攪勻，不需要完美均勻。麵糊是濃厚的。
6. 中火，加點奶油到不沾鍋（我也喜歡用鑄鐵平底鍋）。加 ¼ 杯麵糊到鍋中（因為麵糊比較濃，不會暈成完美圓形），每面各煎 2 分鐘左右直至呈金黃色。

（食譜改編參考：The Kitchn Christmas Morning Pancakes）

# 把食物主導權還給孩子

我和克里斯成長於華人家庭，長輩們都喜歡胖胖的嬰兒。家長一湯匙一湯匙地往孩子嘴裡塞進食物，是華人餐桌上常見的景象。有點創意的家長，也許會假裝湯匙是飛機飛到孩子的嘴裡；或是在孩子面前拿出想吃的餅乾、糖果，在他們嘴巴張大時趁機塞別的食物進去；不然就是基本的談判：「你如果吃完盤子上的飯菜，就可以……」

「小孩不懂嘛，不餵怎麼會吃飽長大呢？」就算我已經長大成人，還是常常有長輩對我說：「吃太少了。多吃一點。」這樣的關心充滿愛，也同時充滿壓力。

剛懷浩安時，我也以為餵飽小孩是唯一選擇。直到認識一個不到一歲的可愛寶貝西蒙。

## 每一餐都有自主的探索和決定空間，是件多麼幸福的事

我們的好友娜塔麗和科迪．甘茲（Natalie and Cody Gantz）是一對很厲害的食物攝影師。我們到他們家裡，跟他們的孩子西蒙一起吃午餐。印象中跟小孩一塊兒吃飯，父母要嘛忙著餵小孩，餐桌上諜對諜般氣氛緊張，根本沒空好好聊天；要嘛乾脆擺個手機，讓孩子自個兒沉迷於聲光卡通中。這頓飯卻讓我們看到，帶著孩子聆聽身體的訊號，和建立良好的餐桌文化，是如何美好又重要的家庭使命。

甘茲一家住在舊金山海邊，線條流利的攝影作品點綴著簡約又溫暖的室內裝潢。客廳分割出一個遊戲區，有幾個木製玩具和舒服的靠枕。

「西蒙，我要抱你來跟我們一起吃飯囉。」娜塔麗先輕聲地告訴孩子，再抱起西蒙坐上桌邊的高腳椅。客人和小主人的午餐一模一樣：烤蔬菜和煮豆子。沒有粥或其他糊狀食物。西蒙安穩地跟大家一起牙牙聊天，自己用湯匙或手享受食物。科迪問他：「西蒙，你還要花椰菜嗎？」看見西蒙點頭，他才再替西蒙的餐盤裡添加食物。餐桌上只有笑語和尊重，沒有非得吃下多少食物的壓力。

我和克里斯為之驚奇，這麼小的孩子不僅可以自己進食，而且開心愉悅。他坐在餐桌邊，就像我們的一分子。我問娜塔麗和科迪：「你們會擔心西蒙偏食，只挑他自己喜歡吃的嗎？」

「還好耶，我們就提供健康的選擇。」娜塔麗一派輕鬆地回答，我的心也跟著放鬆起來。

娜塔麗和科迪參考的是日漸風行的寶寶主導式離乳法（Baby Led Weaning），從孩子六個月左右，會自己坐、也開始對食物有興趣時，提供他合適的食物。寶寶主導式離乳法的重點在於讓孩子學習自主餵食，聆聽身體的聲音，吃多少、吃不吃，都由寶寶自己決定。孩子會吃得很髒亂（地板和桌子也會很慘），可是孩子可以保持喜樂的食物體驗。寶寶主導式離乳法的倡議者相信，讓孩子早點認識各種食材的獨特風味，會減少偏食的可能。當孩子從小就開始與食物擁有良好的關係，每一餐都有自主的探索和決定空間，是一件多麼幸福的事。

我喜歡這個方式，尊重孩子的選擇，相信他是有智慧的。給孩子空間和每一餐的練習機會，認識食物及自己的身體，建立起對身體的信任。

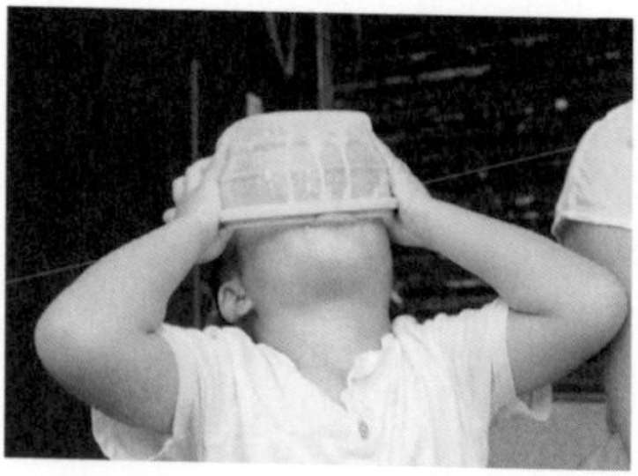

吃多少、吃不吃，讓孩子自己決定。
（Cahleen Hudson 攝）

想像一個孩子明明吃飽了，可是最信任的父母卻堅持他沒有吃夠，要求他把飯吃完。這對孩子來說是多麼混淆的認知。究竟是我身體的感覺對，還是其他人對？或者，孩子就是不想吃某個食物，可是家長一直說：「你怎麼這麼不乖？趕快吃掉。」孩子又會有什麼感受？

## 讓孩子學習聆聽和信任自己的身體

孩子打從出生的第一天起，就開始不斷被測量身高體重，跟全球孩子的成長曲線做比較。我聽過太多的父母感受到比較下的巨大壓力，認為孩子需要多吃一點（或少吃一點）。健康的平衡好似遙不可及。不知不覺間，孩子的飲食變得很有壓力，也很有罪惡感。

浩安六個月左右時，我們開始提供不同的當季食物，看著他興奮地嘗試各種食物風味，建立自己進食的能力。只是每當聽到親戚，甚至公園裡不認識的阿嬤說：「這個孩子怎麼這麼瘦？」還是會讓我回想起兒時的文化拘束，擔心孩子吃不夠。看浩安吃得比較少時，我們也會不自主地挖起一匙飯菜，想趁他不注意再餵他一口，或者假裝要吃他盤子上的肉或菜，鼓勵他多吃點。當爸媽心裡一著急，就忘記了怎麼去信任孩子。

浩安一歲出頭時，有天晚上他說不想吃飯，只想坐在我腿上畫畫。我看他很自得其樂，也許真的就是不餓，就讓他繼續畫畫。隔了一陣子，我問：「你準備好要吃飯了嗎？」他點點頭。我接著說：「那要去你的位子坐囉。」這時他又搖起頭來，繼續畫畫。十五分鐘後，大人都快吃飽時，我又問一次，可是他還是搖頭。

這時，憂心的我在腦子裡喊著：「他如果不吃，睡覺前一定會餓，或者睡到一半起來肚子餓。我是不是要讓他現在就坐在我的腿上，想辦法餵他吃飯呢？」這個聲音如此響亮，我幾乎快要忍不住，準備拿些自己盤子上的菜往他嘴裡塞。這時我想起，我們的目標是讓他學習聆聽和信任自己的身體，不應該因為自己一時的憂心而放棄。

我問克里斯：「你覺得我要餵他吃一點，還是再等他一下？」克里斯回答：「我們再等他一下吧，他真的餓了就會吃了。」我深深吸了一口氣，繼續吃我的晚餐。

突然間，浩安放下他的畫筆。他指指食物，從我身上爬下來，再爬上自己的位子。照著自己身體的步調，一整碗的飯和魚，他一下子就享用完畢，過程充滿自信的快樂。

現在浩安三歲，已經成為一個愉快的飲食家。每天，我們都一起吃一樣的食物：全食，細心選購，新鮮採買，清淡料理。飲食過程中，所有人都是輕鬆愉快的。浩安不是個挑食的孩子。雖然他還是一個瘦瘦的孩子，可是充滿精力，我相信，這就是他自然健康的體重。有時我還是擔心他不愛吃綠色蔬菜，每餐都會放一些在他的盤子上，提供這個選擇。某天我不注意時，他又會突然都吃掉，還要加菜。這提醒著我：我沒有比他了解他自己的身體，他應該要有主宰權。

當然，我也會提醒浩安某些食物對身體帶來的影響，慢慢讓他更有意識地做他身體的主人。我會告訴他這杯飲料還很冰，你還在咳嗽，喝了以後可能會更不舒服。剛開始他會堅持要喝，我就讓他喝一點點，過一會兒再提醒他感受身體。幾次以後，他竟然有一次跟家人說：「我在咳嗽，不能吃冰淇淋。」真是可愛又得人心疼。有時候他會特別跟我要「溫一點的檸檬水」或多一點某道菜，我都欣然接受。

雖然寶寶主導式離乳法是針對孩子的飲食安排，但也讓當父母的我們重新面對既有的食物印象。是誰決定我們應該吃多少？是誰決定什麼食物適合我們？是社會還是醫生？還是自己的身體？

跟隨著浩安的腳步，我也重新學習信任自己身體的聲音。不妨將吃飯速度慢下來，問問身體，我吃飽了嗎？問問自己，我需要什麼？

# 有餵就好

浩安出生兩個月後，我在食物文化合作社的同事，也是我的好姊妹凱特．奇瑟（Cat Gieser），生了第二胎布里斯（Brixon）。雖然凱特有第一胎艾美莉（Amélie）的照顧經驗，但面對新生兒還是非常有挑戰性。我們都是全母乳哺育，可以分享當母親的心情，讓我們的友誼又更深厚一層。受到新冠疫情影響，我們都在居家防疫，只好約定每週一次視訊，互相鼓勵。有時浩安正在我胸膛上午睡，有時布里斯在凱特身邊玩，因為這個例行約定，讓彼此的育兒路都少了點孤單。

浩安三個月大時，我的奶量突然銳減，壓力也跟著增加。現今社會不斷鼓勵餵母乳，同時發表母乳對孩子免疫系統有正面影響等等研究，讓我覺得自己不能輕易放棄，不能「屈服」於配方奶。有時餵完了，孩子因為還沒吃飽餓得放聲哭泣時，當媽媽的我也忍不住跟著落淚。

我和凱特視訊討論如何增加奶量，比如追奶（power pumping）、自己做哺乳餅乾，這些方案都有些幫助。可是這種「努力」，對於還在復原期的新手媽媽而言十分費心。白天到夜晚連著親餵加擠奶，奶量就是提不起來。友人說：「不要有壓力，壓力會減少奶量。」但是我就是很擔心。我期望全母乳哺育我的孩子，當我覺得達不到自己設下的標準，便會對自己感到失望，甚至覺得不是個好媽媽。

「凱特，我沒辦法，冷凍母奶都快用完了，得去買奶粉了。」有一天，我沮喪地發簡訊給凱特。

凱特回我：「辛苦了。我記得艾美莉還小時，我也買了一罐奶粉以備不時之需。出乎意料的是，那罐奶粉大大減少了奶量的壓力。擺在家裡的這罐奶粉像是個提醒，讓我覺得如果需要，奶粉也是一個好的選擇。」這封簡訊讓我的肩膀突然鬆了一些。奶粉本來就是個真實擺在眼前的選擇，我自己就是吃奶粉長大的，只是在當今提倡親餵母奶的社會氛圍下，心中沒允許過它的存在。

收到簡訊後，我把孩子交給克里斯，衝去家附近的全食超市。這是我第一次走入嬰兒用品的走道，滿滿的奶粉選擇，我一罐一罐閱讀和挑選。買回來的奶粉，像花一樣供在餐桌上，感恩它能幫我養大我的孩子。

## **奶粉不是毒藥，有毒的是社會的評價**

成為父母的過程中，我們不斷面對來自社會的眾多意見，尤其是對於「母親」這個角色的期待。「妳用奶粉？親餵不是比較健康嗎？」「親餵好啊，不要放棄。」「妳餵母奶太久了，這樣孩子怎麼獨立？」每個看似好心的提問或叮嚀，都對媽媽們造成無益的壓力。奶粉不是毒藥，它是現代社會很棒的選擇。有毒的是社會的評價，傷的是父母的心和自信。

在我們所處的社會裡，人和人之間總是不停地比較：母乳一天要擠多少CC？怎樣才是好媽媽？即使是餵奶粉的家長，也有著比較不完的品牌。我就曾經不只一次聽過，旁人對於奶粉或營養品選擇的質疑：「你怎麼會給孩子吃這個？」

過去的我是個完美主義者，尤其在成為媽媽以後，認為凡事都要給孩子最好的。當時浩安還小，先生在念研究所，我幾乎把所有的時間都花在小孩身上，忘了自己的身心剛經歷過懷孕、生產，同樣也非常需要被照顧。

我期許自己成為全母乳的媽媽，盡量全程親餵，於是我不停地催奶，逼自己的身體「做到最好」。當奶量不如預期，我選擇責怪自己：「妳怎麼只能這樣？」我跟別人比、跟昨天的自己比，無止盡的比較、無止盡的追奶，加上疫情居家隔離，身邊的人沒發現我已經過度努力，也難怪後來我有了產後憂鬱。

現在的我，知道學習愛自己是一輩子的課題。曾經，我因為免疫系統發出警訊，知道要慢下腳步，好好照顧自己。當了媽媽以後，一切又好像回到原點，我忘記即使我的身體已經好多了，還是該好好愛自己。在社會給媽媽的壓力、個人給個人的期許之間，要怎麼找到平衡？我們都需要不停地學習。

如果時間可以倒退，即使社會主流價值觀經常告訴媽媽們：給孩子喝配方奶就是不夠愛自己的孩子；我也會選擇在一開始先把奶粉買好，當身體分泌的乳汁不足時，它就會是我最好的幫手。

每個父母不都希望孩子健健康康長大嗎？父母不都努力提供最好的給孩子嗎？我們無法知道他人的想法和難處，但應該信任大多數的父母都會盡力

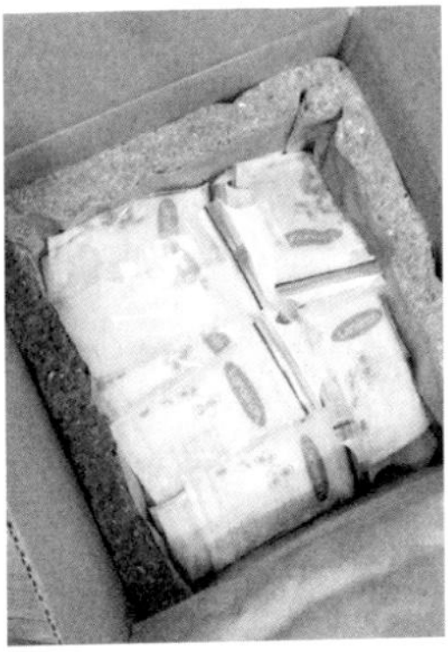

凱特寄來的冷凍母奶。

給孩子最好的，無論選擇母奶還是配方奶、親餵還是瓶餵。每個人的立足點都不一樣，任何人都應避免居高臨下，去指指點點他人的選擇。

在美國，母乳過剩的媽媽會在社團分享她們的母奶，有些醫院也接受捐贈。後來同事凱特，這位人間天使，還快遞一箱她的冷凍母奶濟急，提醒我不是孤單一人。我無法餵飽自己的孩子時，她幫我餵。身邊的朋友，甚至是整個社會，都可以和我一起養大我的小孩。

世間上有各種選擇和可能性。

我曾抱著兩歲的浩安，感激每天還是有五到十分鐘親餵的溫馨時光。也因為我們選擇瓶餵，讓爸爸也有了餵養新生兒的親密時刻。這是屬於我們的故事，沒有好或不好的問題，這是我們的選擇。

真的，有餵就好。

為家人下廚
是因為我愛他們，
但我也值得這份愛。

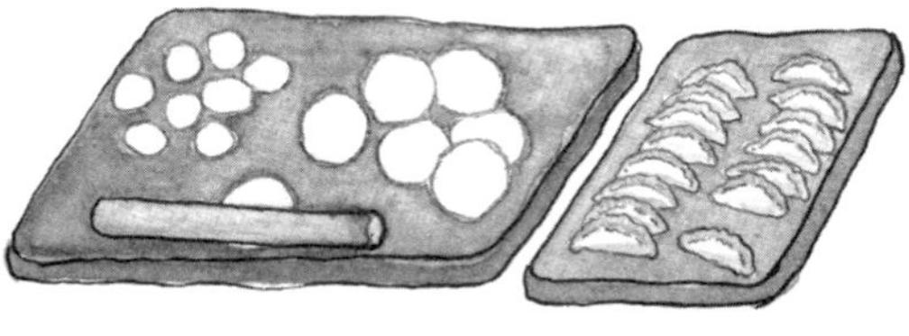

# 好與不好之間：食物的兩極化

晚餐在餐桌上熱騰騰的冒著煙，克里斯轉頭問我：「妳覺得浩安幾歲才會第一次喝可樂？」

我很早就知道汽水含有許多化學添加物，以及大量有害健康的高果糖玉米糖漿，若是幾年前的我，答案會是：「永遠不會。」

但那天我回答：「我們不喝可樂，所以應該還要一陣子吧，但也許會比想像中來得快。」

我接著說：「如果有人直接問他要不要喝，他又有興趣時，我希望能讓他試一點。考慮到食材甚至食物正義問題，我們選擇不喝可樂，但是我們可以跟浩安解釋我們的理由，鼓勵他長大以後自己做決定，而不是直接幫他否決。」

追尋健康和永續的路上，食物很容易被兩極化。

廣告裡的營養專家告訴我們，藍莓、奇亞

籽、羽衣甘藍是「超級食物」，於是許多餐廳就突然賣起一樣的食物，大家也就跟著鼓勵自己多吃。即使沒有真心喜歡，不吃好像就不夠健康。

文宣說可樂、糖果、薯條是垃圾食物，它們好像就真的十惡不赦。嘴饞想吃的時候，覺得自己不應該；吃了，內心又充滿罪惡感。

提倡苗條身材的減肥文化，尤其加深社會壓力。年輕時的我，每次吃了「自己覺得」或「社會認為」不應該吃的，罪惡感便一湧而入。「我怎麼這麼沒毅力。我都沒有像某某某那麼節制。」這些負面的話語，慢慢侵蝕自己的內在。二〇一九年關於暴食症的研究就是一個很好的例子：內在和外在加乘的羞愧感，會讓暴食症嚴重化。（*）

推行永續、有機的路上，也很容易把其他食物惡魔化。有機、天然、手作都有好的原因，但不代表其他選項百分之百不好。每件事背後都有更複雜的情況。

## 飲食並不是非黑即白，更棒的是自己來做

聽聽這個角度。

二〇一四年，柏克萊市政府開始徵收汽水稅。許多左派和熱愛健康人士站在「贊

成」這一方，理所當然地認為這項舉措能減少攝取含糖飲料帶來的慢性疾病。既然汽水對身體沒有好處，誘人的飲料背後又都是龐大企業，對經銷商課稅似乎是很好的方案。

但，另外一個看待這項議題的角度，打開了我的視野。

多年來，低收入區受到飲料公司以低廉價格推銷含糖飲料的影響，汽水已成為日常的一部分。在美國的食物沙漠裡，民眾難以買到營養價值高的食物，卻可以輕易取得汽水。這些含糖飲料及零食，在被貼上垃圾食物的標籤同時，卻在某些社區裡，成為人們繁忙生活中少數負擔得起的食物。

汽水稅將汽水惡魔化，卻沒有提出其他取代方案，沒有正視法案對低收入戶的不平等影響，也沒有注意到事情背後的歷史複雜性，剩下的是社會階級的隔閡和不信任。

我自己不喝汽水，但汽水並不是完全的「不好」。汽水對多少人而言，是童年美好回憶的飲料，也是分享喜樂的方法之一。

既然想要給浩安不是非黑即白的價值觀，便要正向去面對。自己動手做汽水，似乎是一個不錯的方式。

有一次在動物園，浩安指著飲料販賣機，跟我討汽水喝。

我說：「你想要喝汽水。你是口渴嗎？」

浩安繼續指著機台說：「我要！」

我回答：「因為汽水加了很多糖，尤其是高果糖玉米糖漿，所以爸爸和我不買汽水。這種糖吃很多時，它會讓你很興奮，然後身體會很累很累，你會不能專心。如果常常吃，你的身體會越來越累，甚至有一天可能會生病。」

「但是我們都喜歡喝汽水。我們回家自己來做，用一些會讓你身體比較舒服的糖好嗎？」

浩安點點頭。

回家後，我們在氣泡水裡加上檸檬和蜂蜜（也可以用水果酵素），浩安喝了一口，覺得很滿足。現在，我們固定會自己做很多氣泡的康普茶，搭配時令的水果，變化各種口味。其中，浩安最喜歡的是百香果和芭樂，更喜歡爸爸在做康普茶時，搶著幫忙洩氣。當瓶蓋打開的那一瞬間，聽到氣體衝出時「啵」的一聲，浩安便知道，很快就有好喝的水果汽水了。

與其直接告訴孩子，汽水不健康，你不可以喝；我們的選擇是，家裡沒有外面賣的瓶裝汽水，但我們有更多和汽水一樣好喝又健康的選項，甚至可以調配你自己喜歡的口味。在好與不好之間，在可以喝與不准喝之間，我們創造不同選擇，而不是把食物區分成對立兩面。

## 分享「好」的食物時，必須更有意識，避免落入二分法

學食療的過程裡，很多事情容易在不知不覺間形成了教條式的規矩：要吃有機、要吃低GI（Glycemic Index，升糖指數）、要吃原形食物、不要用塑膠包裝……，當社會輿論將某些飲食選擇定義成「不好」的同時，也像對特定的飲食習慣提出批判，認為「這樣就是不健康」。

例如汽水稅的問題，對於經常飲用汽水的族群帶來壓力，讓看似正面的修法倡議，拉大了人與人之間的距離。當我們在推廣有機飲食時，很多人覺得負擔不起，也有被指責的壓力。如果不去了解每個選擇背後的真正考量，最後每個人都只待在自己的安逸圈裡。有財力到全食餐廳消費的人，會指責負擔不起的人，批評他們不給孩子吃營養健康的食物。

在大自然裡，沒有任何事物可以如此絕對的用二分法來定義，對一個人好的東西，對另外一個人不見得就好。當然，人類在了解大自然的過程中，為了簡化以幫助理解，

會將東西分類。但如果忘記了本質，在學習食療的路上便容易刻意分黑及白，認為哪些是對身體好的食物、哪些就是垃圾食物。甚至，我們吃東西的時間、順序、數量、心情等，都會帶來許多限制。

像是我們把火災歸為不好的事情，因為人類害怕火災帶來生命財產的損害。但對自然生態來說，森林每隔一段時間需要大火燃燒，替土地帶來新的養分。當我們習慣了二分法，就容易掉入陷阱，生活也因此變得沒有彈性。食療過程變得緊張，甚至充滿著批判，對他人「不健康」的飲食指指點點。

記得克里斯一開始買有機的食物回去和母親分享時，婆婆會覺得自己過往的消費選擇受到質疑，或是讓她覺得長久以來喜歡的食物出現汙點。類似的經驗讓我學會，在和周邊親友分享我們覺得「好」的食物時，必須更有意識，避免落入二分法之中。

平常不太吃洋芋片的我，特別喜歡跟克里斯的媽媽一起窩在沙發上吃量販包洋芋片的時光。這包洋芋片或許不是有機，還有許多添加物，經常被貼上不健康的標籤，但這包洋芋片同時帶給我和婆婆美好的午後回憶。

走在食療路上，放輕鬆很重要，當我們嚴謹地遵守許多原則，最後卻讓自己在高塔上孤單一人，心是不可能健康的。羞恥感造成的是人與人之間的距離，溝通和傾聽建立的是了解和信任。與其高高在上，指責他人的飲食選擇，我們更應學會尊重，帶著同理心，聽聽他們對於食物的感受。不妨和身邊的人一起用體驗的心情去認識這個世界，想想我們可以如何一同創造改變。

＊參考資料：*The link between external and internal shame and binge eating: the mediating role of body image-related shame and cognitive fusion*. Springer Link 網站書訊。網頁瀏覽日期：二〇二二年九月二十日。

食物可以直接
跟身體溝通，
和滋養所需。

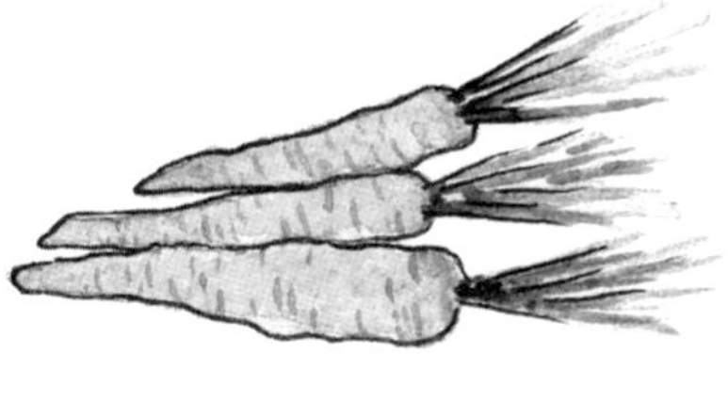

# 動手做！

農業社會的年代，人們白天務農，下田後自己在家做飯。食物如何從食材變成菜餚，孩子們都看在眼裡，甚至在農忙的時候，也要捲起袖子幫忙。如今都市離農田越來越遠，尤其雙薪家庭更以外食居多，孩子變得漸漸不再認識食物。

不認識食物的結果，就是一切都得仰賴餐飲業者或食品公司。

這個結果看似沒什麼不好，只要找到好吃的，能夠填飽胃的，吃飯問題就解決了。但是，如果都依賴外食，便不知道也不能控制這道菜加多少鹽、用什麼油、是不是有放味精還是防腐劑、食材是否新鮮？身體隨之受到影響。對於食品，我們也無法知道原料品質、加工過程、運送距離等等。

一旦在飲食上有特殊需求或禁忌，例如過

敏、疾病造成的飲食要求，好的選擇就更少了。

在柏克萊的學校菜園計畫當義工的那些日子，看著小學生們學習種植、堆肥、採收、烹飪，端出一盤自己種的沙拉、自己煮的湯時，那種驕傲的神情，和大快朵頤健康食物的享受，都讓我感動不已。這些孩子中，有許多人的家裡沒人做飯，每天靠著快餐、零食餵飽肚子。藉由學校菜園計畫，他們的生活多了許多可能性。曾經有一個孩子跑進教室，興奮地跟老師說，他應用在學校所學的烹飪技巧，回家做了菜給從不開火的家人吃，家人都說好吃。

食物是生命的能量來源。當你學會如何種植、如何烹飪，你就擁有自己生命的主宰權。

那時我心裡就想著，當我哪天自己有孩子時，也要讓他有機會參與下廚，了解食物從哪裡來，也能培養生活技能。

## 伸出手觸摸萬物，是感受世界必經的過程

孩子認識這個世界的第一個方式，除了聲音，通常是從手開始：媽媽的臉、爸爸的

鬚渣、柔軟的被子。接下來，手就有能力把各種東西都放進嘴巴：自己的腳、所有的玩具，和爸媽擔心孩子誤咬的危險物品。等到自己有孩子了，浩安也時常在廚房一角看著我們下廚，許多食材都會給他把玩、品嚐。再大一點，藉由「動手做」，則是我們介紹食物給浩安的方式。

剛回到台灣時，我發現不少家長為了避免嬰兒的手指甲抓傷臉，會替寶貝戴上棉手套。公園裡面，我也經常聽見爸媽對著孩子說：「這樣很髒，不要抓。」當孩子被禁止用雙手去感受泥土、觸摸食物，他們認識世界的機會，就像是被拉上了一條條封鎖線。而在美國，兒童物理治療師會提醒家長，把孩子的指甲剪好，讓他們自然地觸摸自己的臉和嘴巴，讓他們親手去感受溫度冷熱變化，學會辨別物體是軟是硬。

浩安還是嬰兒時，最好的玩具就是廚房的鍋碗瓢盆。他喜歡敲敲打打，跟著大人假裝做飯。市集買回來的新鮮花椰菜、長豆，都可以是他的玩具。有一次回頭一看浩安正啃著一把嫩薑，像個貓熊一樣可愛。

一歲多時，浩安就看著爸爸將他最喜歡的百香果籽留起來，兩人一起在陽台上播種。他們看著百香果發芽，綠葉攀上圍欄，等待收成的時刻到來。連兩個春天，浩安也會跟同學一起在小花盆裡播種照顧，學習等待與責任，感受大自然的奇蹟。

到農夫市集裡買菜，我們讓浩安選擇自己想吃的菜，然後自己付錢。有時攤商會好心提醒我們：錢很髒，不要讓小孩子摸。他們不知道浩安從小沒戴過手套，衣服上總是沾滿各種顏色。對我來說，嬰兒臉上的抓痕、衣服上的汙漬，都是他成長過程中最美的印記。摸了錢的手，之後再洗就好了。重要的是他實際參與了食材採購過程，甚至可以幫我們一起背著食材回家。

用頭腦、眼睛去學，和用手去學，是兩件很不一樣的事。在農場裡，我用手直接觸摸土壤，捧在手心看它的顏色，感覺它的濕度與生命力；採水果的時候，手指感受到現摘水果還帶著陽光的溫度，這些體驗都隨著感官觸覺更加深刻。我可以透過閱讀了解農夫如何殺雞，但這跟我自己親手參與，在記憶裡烙印下的痕跡完全不同。

成長過程中，親自動手做食材的機會不多，但每一次總是留下十分深刻的回憶。我還記得跟媽媽一起擀水餃皮、包水餃。整潔的桌面難得的自由灑上麵粉，麵團軟軟輕輕的，媽媽的手做著熟練的示範。我感受著力道對麵皮厚度的影響，也學會皮的中間要比較厚才不容易破。

十指連心，用手才能真正認識這個世界。伸出手觸摸萬物，是感受世界必經的過程，我不希望浩安錯過。

## 一起下廚，讓生活的小事都是學習，都是回憶

每天，我們的三餐大多是在家裡準備的，這樣孩子才能從小學習到，任何食物都是可以自己做的。一起下廚，比任何幼教玩具更能刺激感官、統整學習。孩子要聽懂指令，練習小肌肉控制、手腦協調，甚至還有數學的概念。每一次動手嘗試，都是全新的學習。

浩安兩歲時便幫忙準備自己的點心：切香蕉、剝蛋殼、抹奶油，也幫忙做餅乾和瑪芬。我們也讓他參與做菜，從洗菜、剝豆子、切豆腐之類簡單的任務開始。浩安也自己種豌豆，每天會記得澆水，看著它跟著百香果一起往上爬。

有一天爸爸想做可麗餅，發現家裡沒有檸檬，與其出去買，我們便請浩安到陽台摘一顆小金桔代替。看著他興奮又謹慎地剪下，拿回餐桌，幫忙擠進小碗，再和糖一起攪拌。可麗餅做好後，吃到自己在陽台種的、自己幫忙準備的、酸甜宜人的食材，所有體驗瞬間串連。生活的小事都是學習，都是回憶。

受到食品工業化和商業化的影響，現代食物通常有著最便利的選擇，而且不需要動

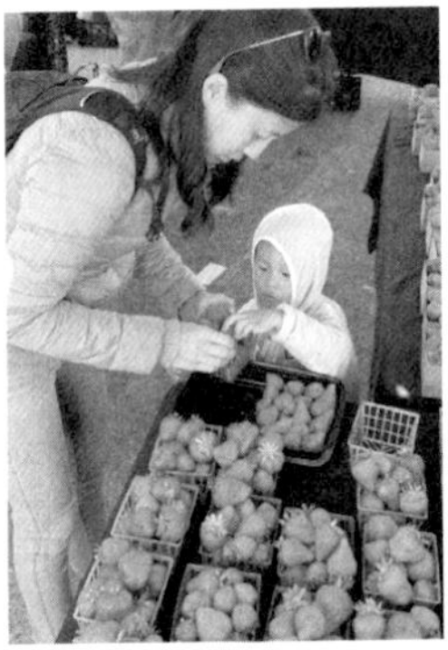

1

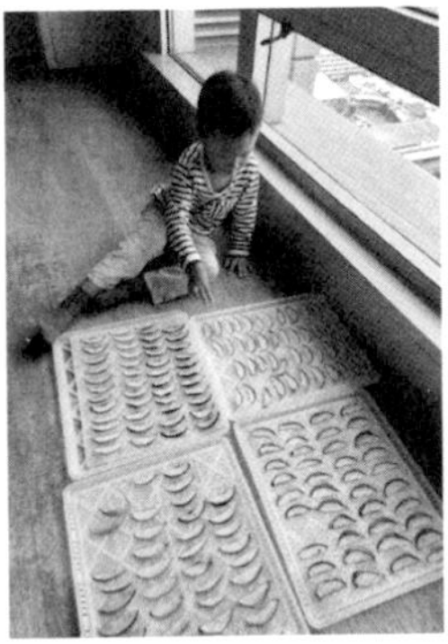

2

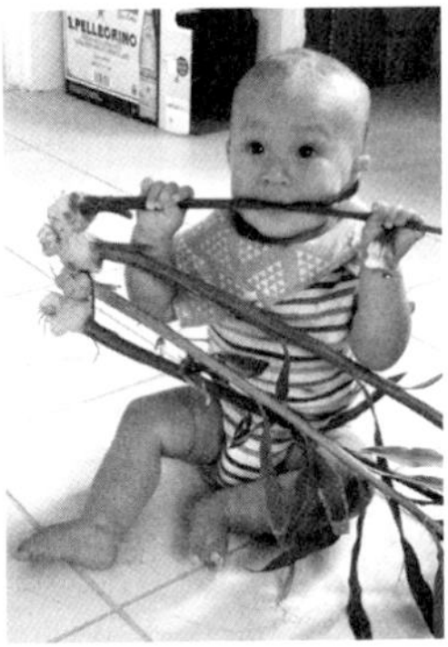

3

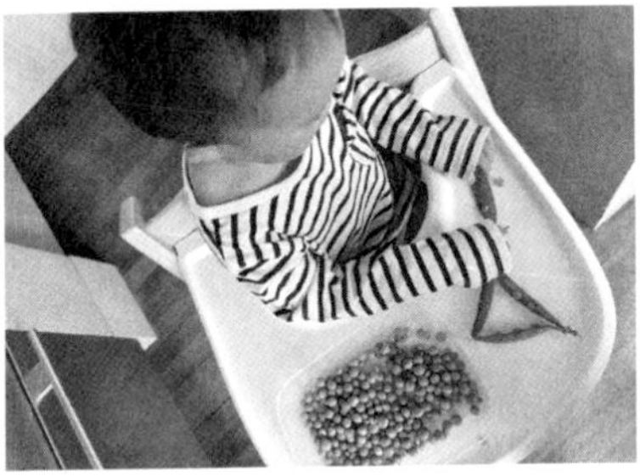

4

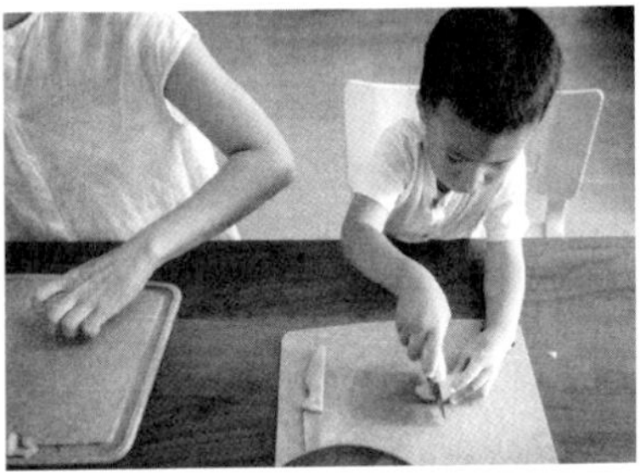

5

1. 在渡船大廈農夫市集一起買草莓。（克里斯攝）
2. 一起做水蜜桃果乾。
3. 食材就是玩具。
4. 幫忙剝豆子。
5. 和孩子一起下廚。（Cahleen Hudson 攝）

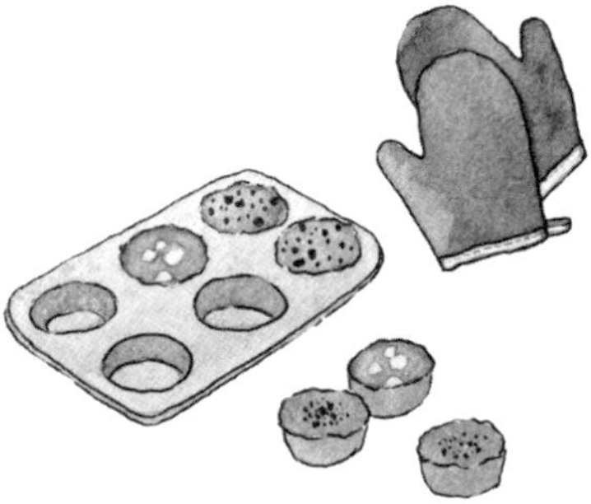

手。美國超市的冷凍食物櫃充斥著各式微波餐點，街上的快餐餐廳也比比皆是。孩子跟著急躁地過生活，除了視覺，大大減少了其他感官的體驗。現代人有許多生活壓力，也選擇捨棄了自己擀水餃皮的機會，不是直接到傳統市場買麵皮，甚至直接到超市買冷凍水餃。這就像是買現成盆栽，和買種子親手種植物，都有它的好處，但付出的時間不同，也會有不同的療癒和體驗。

耶誕節時，我和浩安在一家餐廳看到上頭掛滿乾燥橙片的聖誕裝飾，心生歡喜。一問，一個花圈快台幣兩千元！我們當然可以買現成的花圈回家佈置，但我決定帶浩安去買了一袋橘子，回到家裡自己做。

我們擠在小廚房裡，放著耶誕音樂，一起切橘子，看他偷吃，把橘子片放進烤箱烤乾，每次查看時又偷吃，手上滿是柑橘香氣。橘皮完全烤乾時，家裡洋溢著快樂的耶誕氣氛。我們一起在橘子乾上找洞穿線，打結成串，掛在家門上做裝飾。動手做不但省下費用，也得到更多感官的刺激、更多層次的回憶。

# 浩安的瑪芬

**材料**

2½ 杯 燕麥粉（大燕麥片打成粗的粉）
2 茶匙 泡打粉
¾ 茶匙 鹽
½ 杯 奶油，室溫軟化
½ 杯 糖（我們家習慣用椰花蜜糖）
2 顆 蛋
1½ 茶匙 香草精
¼ 茶匙 杏仁精
½ 杯 奶（牛奶、燕麥奶、椰子奶等都可以）
2¼ 杯 草莓，切小塊（非常適合讓孩子自己練習切，其他水果也可以）

**做法**

1. 烤箱預熱 190 度。
2. 乾的材料加在一起。
3. 奶油和糖打勻，蛋再一顆一顆加入打勻。
4. 加入香草和杏仁精。
5. 慢慢再加入乾的材料拌勻。
6. 加入一半的水果拌勻，將麵糊放入 12 個瑪芬模中。
7. 另一半的水果加點麵粉後，再加在瑪芬上。
8. 入烤箱烤 30 分鐘，烤到表面微微呈金黃色。

PART 4

# 跟食物做朋友

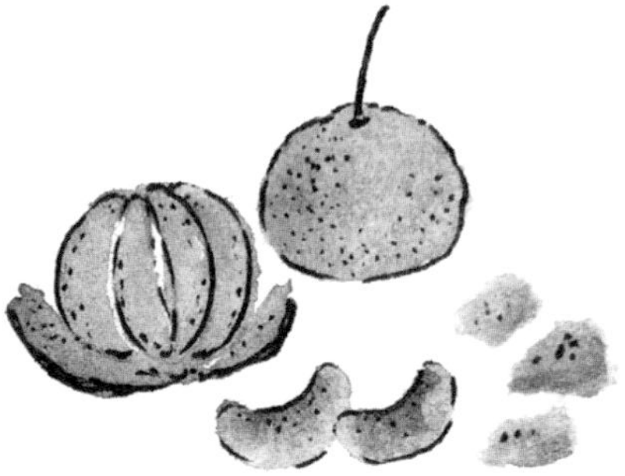

# 吃油？不吃油？

在美國，油脂好似惡魔，人們擔心著油脂帶來心肌梗塞和肥胖症。走進超市裡，總有一整排的無脂奶製品、低脂沙拉醬，和各種口味的無脂冰淇淋。所有的廣告不斷鼓勵消費者選擇低脂食物；模特兒坐在游泳池旁開心地享受一整桶的冰淇淋，好似只要是低脂，就能輕鬆享受人生。

但同樣在美國，很油的食物隨時在你眼前招手、引誘著你。結帳櫃檯旁總有滿架子的超大尺寸巧克力棒，披薩店的起司比麵皮還要厚，甚至餅皮裡也要塞進起司。飯後，服務人員馬上遞上豐盛的甜點菜單任君挑選。（學生時代的那些日子，我實在不知道如何消化這天壤之別的文化和生活選擇。）

進入包曼學院後，最意想不到的就是，許多

過去我深深相信的飲食規則，都一一被打破。其中之一，就是「油脂是惡魔」這件事。

## 少吃油脂，取而代之的澱粉和糖，正傷害著我們

一天上午，老師在白板前清楚地解釋油脂如何提供人體營養成分，例如脂溶性維他命A、D、E和K，都是眼睛、骨骼、免疫系統需要的重要元素。油脂也保護和滋養我們的神經，降低生活壓力和刺激對人體的影響。油脂甚至能帶來飲食需要的飽足感，協助我們控制食量。如果飲食中滋潤的油脂不足，長期的飢餓反而會導致暴食行為出現，讓減肥過程不斷重來。一切如此明瞭、科學，甚至平淡。

看著白板，我覺得自己被騙了。這是美國孩子發現世界上沒有聖誕老公公的感覺嗎？整個社會像是一起編造出一場騙局，代價是身體健康和未來。我感覺頭有些昏，心情從驚訝轉為憤怒。我曾相信為了健康，大幅減少飲食裡的油脂攝取，當這樣單純的信任忽然瓦解，還有什麼是我誤以為真的呢？原來營養學界早就知道油脂對健康的重要性，那麼是誰設計了這個謊言？他們會因此得到什麼利益？我該如何學會分辨真假？

當我跟台灣的家人分享，油脂其實對健康非常重要，他們也覺得難以置信。媽媽看

著我隨性地在麵包上塗抹牧場奶油，或是不吝嗇地用椰子油炒菜，直搖頭說：「這樣怎麼可能對身體好？吃太多油不對吧？」哥哥一開始也無法接受，立刻拿出手機，上網找尋可信賴的資訊來源佐證。

美國政府的營養指南看似權威，但內容有大量的錯誤觀念，其中長久影響了人民對油脂的錯誤印象。楊定一博士的書《療癒的飲食與斷食》也清楚地用科學的角度破解了這些迷思。

當人體攝取脂肪量不足，我們會不停感覺飢餓。當我們過度以澱粉和醣類填飽肚子，最後這些食物進到人體內還是變成了脂肪。我不懂，為什麼這麼多年來，生活中所接收到的訊息，都拚了命地將油脂惡魔化呢？

抱持著困惑，我開始研究飲食營養、翻讀文獻、參加座談。原來一切早就不單純。食物曾經代表養分，甚至代表親人間的愛與關懷，但如今，大部分的食物已成為商品，背後的商業利益扭曲了食物最純粹的本質。

食品大廠揮舞著營養和健康的旗幟，訓練我們去依賴加工產品，相信所謂的專家勝過祖傳的智慧。漸漸地，我們因為追求方便不再自己下廚，不知不覺走上依賴外食和喪失自主權之路。

二〇一四年，在我開始研究飲食文化三年後的某天，我在整理郵件時看到新一期的《時代雜誌》封面。強烈對比的燈光，打在金黃發亮的奶油切片上，彷彿是個舞台巨星。封面標題寫著「Eat Butter」，文章宣告為了健康而減少攝取油脂的實驗已經完全失敗。過去幾十年，美國人只有越來越胖、越來越不健康。少吃油脂以及取而代之的澱粉和糖，正傷害著我們。

這個錯誤的實驗從一九五〇年代就開始醞釀，當時心臟疾病人口飆升，成為美國接近一半的死亡主因。緊張情緒蔓延，一位醫生安賽・基斯（Dr. Ancel Keys）提出一個大家可以矛頭針對的論點，直指食用油脂，尤其是飽和性脂肪，是心臟疾病的罪魁禍首。

於是，降低飽和性脂肪的攝取似乎是唯一可試的方法。政府接二連三開始鼓勵這項改變。到了一九六〇年代，減肥風氣提升，當時計算卡路里的減肥方式蔚為流行，而油脂的高卡路里，更讓它在餐桌上惡名昭彰。

## 關注自己，我們才是自己身體的專家

記得在美國念書那些年，雖然我不擔心心臟疾病，卻對自己的身材總是不滿意。出門前，我不時在房間鏡子前捏擠自己的手臂、收緊小腹，想像如果可以纖細一點該有多好。受到潮流影響，我也跟著選擇低脂優格、無脂食品，傻傻期待奇蹟出現。

一直以來，社會像是給我們戴上了變色眼鏡，認為女人應該要瘦，男人要高。事實上，我們每個人都不一樣，就像大自然裡，沒有一種花比另一種更美。想想看，如果大自然只開一種花，同樣的顏色和大小，那會是多麼單調無聊。但我們卻不斷要求自己去迎合大眾的審美觀，不停地拿自己和廣告中的明星比較，忘記了每個人都擁有獨一無二的美。

兒子浩安喜歡在公園裡撿樹葉，蒐集樹枝和果實，然後開心地帶回家與我們分享。在孩子的眼中，沒有受到主流審美觀影響，各種形狀、不同顏色的葉子、樹枝和果實，都是美好的。

在我生病的時候，因為服用類固醇而一度長出月亮臉。看著鏡子，當時的我覺得那就是生病的樣子、不好的樣子。如果可以，我希望能夠回到過去，告訴當時的自己，你美的無可挑剔，即使生病還是值得被愛。

一九八四年，我出生那一年，油脂也曾是《時代雜誌》的封面故事。封面的盤子上兩顆蛋是眼睛，培根下彎是沮喪的唇，示意著油脂，尤其是動物的飽和脂肪不再適合出現在餐桌上。配合美國政府當時推出的飲食指南，雜誌轟轟烈烈宣告，膽固醇是致命因子，減少食用油脂才是健康之道。

就這樣，美國民眾拋棄了曾經滋養人們的蛋、乳製品、肉類。食品業者為了繼續吸引消費者的愛好，開始將油脂替換成加工過的澱粉類或低脂食品。以早餐為例，美國以前常見的培根和蛋（bacon and eggs），逐漸替換為無脂或低脂的牛奶，和（大量添加糖的）麥片為主。「油脂是惡魔」的觀念逐漸根深蒂固，成為現代的飲食文化信仰。

在政府補助下，上千萬英畝的農場改種玉米，收成後再加工成為玉米糖漿和其他產品，取代脂肪添加於食品中。大量單一種植的農作物，同時也造成土地貧瘠和物種多樣性銳減。

以澱粉和加工產品為主的飲食習慣，糖分攝取快速增加。三十年後，心臟疾病仍然是美國名列第一的死亡因子。問題不但沒有解決，罹患肥胖症和第二型糖尿病的人數反而攀升，並廣泛遍及全國。

營養學界的建議如此翻牌，減肥業也不斷推出新的理論，我們到底該相信什麼？

大自然供養著萬物，讓我很難想像我們一輩子只能吃著單一種食物。每個人的身體都不一樣，每個身體會因為年紀增長、經歷改變，不可能有一種飲食法適合所有人。我們需要花一輩子的時間去認識身體、聆聽身體，抱持著開放的心胸，不停地去嘗試。就像我在白蓮瑜伽中心的老師甘格．懷特（Ganga White）曾說過的一段話：「永遠，永遠是錯。從不，從不正確。」（Always is always wrong. Never is never right.）

當資本主義社會把我們變成消費者，廣告說這個好就買這個，流行什麼就買什麼，我們失去了許多學習知識的機會，為了得到快速的解答，忘記去追根究底。

要記得，人體不是機器，不是植入什麼就會變成什麼模樣，當我們不停向外尋求專家意見的同時，也別忘記回過頭來聽聽身體的聲音。我今天早上起來頭痛，是因為昨晚水喝得太少？電腦用太久？還是晚上沒睡好？沒有一個專家能告訴我絕對正確的標準答案。唯有透過一次又一次關注自己的身體，我們才是自己身體的專家。

吃吧，

你必須讓你心滿意足。

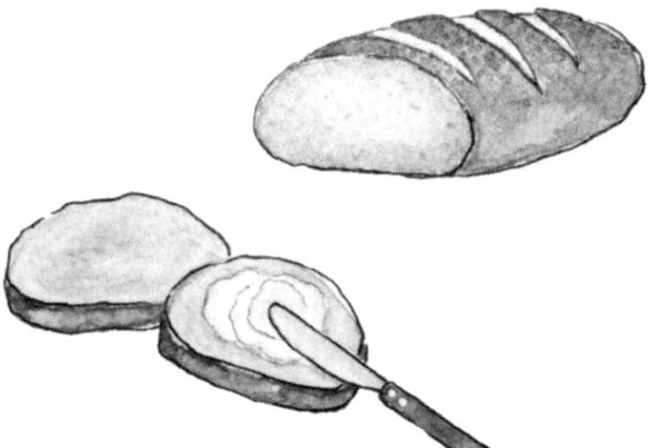

# 與柑橘相遇

為了治好我的免疫疾病，我選擇來到灣區研究食療和修讀營養學，但我很快發現，這樣的想法是不完整的。我真正需要的，是以食物作為媒介，去改善我和我自己的關係，甚至是我和周圍環境、和整個地球環境的關係。為了做此改變，首先必須打開我們的感官。

仔細回想，你可曾專注於放在你眼前的食物？看著它、捧著它，像是把食物當成你最要好的朋友那樣去了解它？

## 珍惜每個經過我手的食物

透過食物文化合作社，我幸運地得以認識雙禮市場（Bi-Rite Market）的創辦人山姆・莫甘納姆（Sam Mogannam）。山姆的家庭事業在舊金山已紮根八十年之久，他們致力於提供更健康、公平的食物。而山姆的一次分享，打開了我的感官，讓我珍惜每個經過我手的食物。

舊金山另一個非營利組織聘請我陪伴山姆準備他的生命故事。活動當天，在一座美麗的房子裡，手工製作的木質長椅擺滿了客廳，山姆坐在我旁邊，面對著人群。屋內聽眾興奮的情緒讓窗戶起霧，抵禦著夜晚的寒意。山姆分享故事之外，也帶了幾箱冬天剛出產的柑橘與眾人分享。當新鮮的橙色水果在房間裡傳遞時，他請我們每人拿起一顆仔細觀察。

「你手上是來自大地有機農場（Terra Firma Farm）的美麗水果。它們外型、大小並不一致，請你刮一下橘子外皮並且聞一下你的手指，你聞到的是美麗的天然香氣而非化學物質。當你把橘子放在手中來回滾動，隨著掌心溫度上升，橘皮釋放出的精油味道也會跟著擴散和改變。」

緊接著，山姆請我們剝下幾片橘子皮，把它靠近我們的臉頰，折起橘皮，讓微量的精油直接灑在我們的臉頰上。山姆鼓勵我們輕輕地按摩精油，進入皮膚，這是和食物多麼親密的舉動啊。

身為市場的負責人，山姆每天看著一車又一車的農產品進入他的商店，而他總是以尊敬的心來對待。因為他知道，這些食物是農民用心對待土地所得到的作物，是農夫們的寶貝。

我不會忘記聆聽山姆說故事的那一晚，時間彷彿慢了下來，我學會了如何向水果致敬。

我們是如此自然而然地消費著食物，但我們對於食物的關注程度，又是如此的不自然。我們邊看電視（或盯著手機）邊吃東西，或是一邊工作一邊進食，和食物的遙遠距離，讓我們幾乎不可能完整品嚐到食物的味道，注意到身體的各種反應。從營養學的角度，這也讓我們的身體無法放鬆，無法切換到副交感神經系統，導致消化不良、胃脹氣，更無法感受食物本應帶來的滋養而缺乏滿足感。

有一句話是這樣說的：「吃你的飲料，喝你的食物。」慢慢地喝著，像是在吃東西；徹底地咀嚼著，食物與唾液合而為一。細嚼慢嚥，多麼簡潔的提醒。

## 正念飲食，吃飯是我們眼前的功課

我在一行禪師的鹿野苑（Deer Park）禪修中心學到的另一個練習，則是「正念飲食」，它可以改善我們與食物的關係，促進健康，同時帶來喜悅與滿足。正念飲食的基本原則包含：

- 承諾專心吃東西
- 從容的享受
- 把注意力放在身體的感受上
- 覺察思緒是不是還在當下，還是在過去或未來
- 一次次溫柔的回到當下

在禪修中心的那三天，我們在一張長桌子上進食，所有人在用餐過程中都必須安靜。餐點內容很簡單，一人一碗，等所有人都拿到後才開動。用餐時間裡，除了吃飯，其他所有事情都不能做，彼此間也不能交談。

我們習慣了隨時都在接收訊息，不看手機、不談話，一開始難免會覺得乏味。正念飲食就像打坐修行，吃飯是我們眼前的功課。即使思緒會不經意飄走，也得隨時溫柔地提醒自己專注回到吃這件事。而我很快發現，當外在刺激都被去除，食物味道變得多元。我慢慢感受每一口菜餚的軟硬度、調味、溫度，不同菜色搭配出來的感受，以及之前不曾被我當成是感受的感受。

我還記得，平常很難在白天休息的我，在離開禪修中心的那一天，等車來接的空檔，我竟然就躺在陽光照耀的戶外走道旁，不顧隨時可能有人經過身旁，睡了一場深眠的午覺。那是我不會忘記的感受。原來吃飯也能是修行，幫助我慢下來，放下腦袋裡雜亂的思緒，修復身心。

當我們放慢進食速度，練習專注在飲食過程，就會發現，吃進肚子裡的不是卡路里，而是真真實實的食物本身。忙碌的時候，我們也會經常忘記專心吃飯，或是一邊吃飯一邊工作，感覺有吃和沒吃一樣。記得有一次我和克里斯在吃東西，他想試試我碗裡的食物，我遞給他一匙。過了一會，他從忙碌中抬頭問我：「妳剛剛有給我食物嗎？」

學會正念飲食後，雖然我無法總是像在禪修中心那樣，一個人安靜專心地吃飯，過程中都不說一句話；但我開始懂得覺察，知道我現在可以選擇專心吃飯，或是因為其他原因而無法做到。覺察是改變的開始。

## 慢慢吃，創造餐桌的儀式感

成為媽媽以後，我想成為孩子的好榜樣，更希望能在餐桌上創造儀式感。我會提醒自己，準備要開飯了就把手機放一邊，將專注力放在這一餐。我會跟浩安介紹盤子上的食物：這條魚來自洄游吧推廣永續漁法的GiGi阿姨、這是太婆最喜歡的栗子雞、這個空心菜是前幾天你和爸爸去農夫市集買的……

從與柑橘相遇到正念飲食，我學會慢下來，專心對待眼前的食物，它們都是大自然的賜予，經由農人們辛勤耕作得來。比起細嚼慢嚥，不能專心吃飯確實讓我比較容易脹氣。從營養學的角度來看，身體的設計把可分解澱粉的酵素放在唾液裡，所以特別需要慢慢吃。腸胃也需要我們細細咀嚼，把食物咬成小塊，減輕消化食物的負擔。

在愉悅的環境裡慢下來、用心地吃一頓飯，身體得到食物的滋養，心裡更有滿足舒服的感覺。食物給我們力量，當我們用正念對待食物，它也會帶給我們更豐富的感受。

# 垃圾食物有這麼糟嗎？

當我第一次認識到工業化食品可能對人體健康帶來的負面影響時，我竭盡所能地想去改變我的飲食習慣。許多食物開始被我淘汰，包含精緻糖、添加劑、劣質油、慣行（即機械化大量生產並使用農藥和化肥）農產品與動物產品等。當我的病情變嚴重，對食物出現過敏反應時，心情更是緊繃，擔心處處是地雷。

我盡可能避免和朋友們在餐廳聚會，因為我知道餐廳不太有適合我吃的食物，也擔心不經意下造成胃痛、關節痛或疲憊，直接影響生理和心理狀況。為了避免這樣的情況，我會提前先吃些東西以免肚子餓，或是仔細研究菜單，選擇最低傷害的食物。緊張的心情總讓我無法真正品嚐食物的美味。有時我不知如何解釋我的狀況，乾脆找藉口推掉聚會，整天鬱鬱寡歡。到頭來，我的飲食體驗充滿著緊繃與壓力。

## 吃吧，帶著愉快的心情去吃

有一次回台灣，我在便利商店看著架上琳瑯滿目的食品，忍不住和媽媽說：「我想念可以自由選擇食物的時候。」

母親說：「那就吃吧，妳必須讓自己心滿意足。」

我回答：「您不懂，如果我放任自己吃東西，我的身體會有多不舒服。」

就在那個當下，一段段兒時回憶浮現腦海。當一家人在旅行途中準備分享零食，或是準備放縱自己享受甜點時，父親會說：「當你想吃垃圾食物時，就帶著愉快的心情去吃。」

這句話即使我過去聽過許多遍，在那個當下，卻對我產生全新的意義。在一個我無法控制有哪些食物可以選擇的場合，或是當我渴望吃些對健康不是那樣理想的食物時，我該如何找到方法，全心全意地享受它？那一天，我沒有從便利商店購買任何食物，但這個問題打破了我僵化的思維。

幾個月後，我和克里斯在加州尖頂國家公園（Pinnacles National Park）攀岩時，得到了問題的答案。

在抵達公園前，我們和朋友到加油站稍作停留。一位朋友奧利佛進去便利商店為這趟旅程買了一些點心。我的眼角餘光瞥到一個亮橘色的包裝，黃色字體寫著Cheetos（奇多），那是我許久沒吃、卻依然記得的零食，有著教人念念不忘的辣勁與脆度。奧利佛看到我睜大的眼睛，笑著說：「歡迎妳品嚐一點。」

晚間，我們在露營地坐下來聊天，奧利佛遞給我一包奇多，並說：「來一點吧！」這時克里斯調皮地插話：「要不要我把成分唸出來，妳再自己決定吃不吃？」

我搶過袋子，開始閱讀包裝上印著的成分：玉米澱粉、味精、天然與人工香料、乳酸、檸檬酸、黃色六號色素與鹽。很明顯的，這些成分並不在我想要攝取的食物清單上。但我轉念一想：如果我只吃一點呢？如果我是為了過去的美好回憶而吃，它是否會帶來放鬆、帶來歡樂？

最後，我吃了一點奇多，比一點再多一點點。品嚐的同時，我回想起小時候舔著手指上留下的奇多橘色粉末，以及和朋友們相聚的快樂時光。在這個難得出門與朋友露營的夜晚，那正是我所需要的。我的心情如釋重負，同時相信並沒有對身體造成太大負擔。

## 食物帶來的回憶與慰藉

另一個深受我喜愛的食物是冰淇淋。坦白說，我真正喜歡的不是冰淇淋本身，而是吃冰淇淋這件事，總讓我聯想到歡樂的場合。每一位中醫師都建議我避免吃冰冷的食物，所以我喝溫水、多吃屬性溫熱的食材，或是炒菜時放點薑來平衡。有時候，我甚至會把水果拿去加熱，以祛寒氣。「吃熱的水果」乍聽之下似乎很奇怪，但想想鳳梨炒飯這道菜，加熱的水果並沒有想像中可怕。我竭盡所能避免冷食，但冰淇淋是我不願意放棄的食物。

於是，我替自己定下規則：冰淇淋必須是手工製作，或者選用天然無毒的食材，例如有機乳製品或椰奶。並且，我確定自己會帶著喜悅的心情去享用它。

某天晚上，我與孩子度過了特別忙碌的一天，先生提醒我該好好犒賞自己的辛勞。於是，我從冰箱拿出一小瓶的蜂蜜腰果冰淇淋，將兩條乾淨的毛巾鋪在陽台沾有灰塵的椅子上，坐下來欣賞台北夜晚的燈火。我還拿出浩安的木湯匙，因為木勺的溫度與光滑表面，會讓食物品嚐起來更加有趣。我盤著腿，吃著冰淇淋，看著周遭流動的光景，一陣溫暖的春風吹過。

事實上，比起大人，小孩子對於食物的儀式感更有覺知。如果我只是在浩安的盤子上隨意放幾塊食物，他常常吃幾口就沒興趣了；但如果是車子形狀的義大利麵、小熊形狀的餅乾，或是新的湯匙，總能在第一時間吸引他的注意。

記得有一年我們帶浩安去日本看湯瑪士小火車，結束白天的繁忙行程後，我和克里斯到超市買了平常我們不太會吃的蝦味米餅、巧克力和一小瓶紅酒。趁著浩安入睡，我們小心翼翼地打開包裝，把這些食物裝在陶瓷容器裡，擺在床邊，放起音樂，調暗燈光，像是我倆專屬的點心派對。

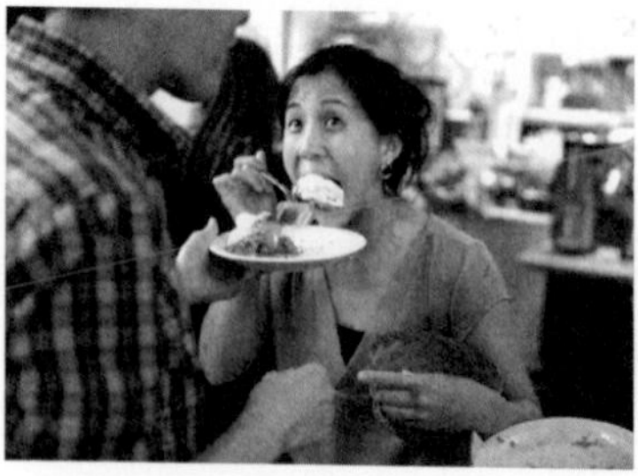

飲食體驗不需充滿著緊繃。

平常這個時候，我已經刷好牙準備入睡，但我們選擇享受這一刻，只有我和克里斯，可以一起聊著開心話題的時刻。我承認在超市採購時，心裡知道我不該吃這些食物，宵夜派對也意味著我必須晚睡，但在滿滿儀式感的包圍下，創造了一個美好的回憶。

當我們格外想吃對身體沒有好處的食物時，內心像是住著一隻小怪獸。你越阻止自己去吃它，小怪獸的威力就越發強大，而且是我自己創造了小怪獸，也是我自己給予小怪獸力量。與其刻意拒絕眼前美食的誘惑，不如放下堅持，帶著喜悅的心情吃一兩口，你會發現，在吃與不吃之間，問題的答案也許不是那樣絕對。

放輕鬆，愛自己。

# 順時令飲食＝吃到膩的幸福

浩安兩個月大時，我們搬到南加州小鎮躲避新冠疫情。我們盡可能避免接觸人群，卻沒有停止每個週末到戶外市集拜訪農夫的習慣。到了孩子快六個月大，當時是正夏，梨果類正當季，我們總是扛著滿滿的桃子、李子等水果回家品嚐。

在廚房整理食物時，我遞給浩安一顆紅到發紫的李子讓他把玩。轉身一看，他正咬著整顆李子，甜美的汁液滴在手臂和腿上。李子一口咬下，美味在嘴裡爆發，他的雙眼睜得發亮，臉上的表情彷彿在問：「這是什麼好吃的東西？」

我坐在地板上看著浩安，想要記住這美好的一刻。浩安又咬了一口，李子不小心從他手中滑落，他馬上撿起來，再咬一口，吐出一些皮後，繼續把剩下的果肉吃光。在這之前，我未曾看過他如此喜歡一樣食物。很快的，李子成了他那個夏天的最愛，只要在廚房看到李子，總是興奮地晃著身體，高舉著手對我們示意。他對李子的熱愛，讓我們不得不把這水果藏起來，一點一點供應，以免他整天只吃這樣東西。

在我寫下這段回憶時，台灣也迎來了夏天。隨著氣溫升高，市場裡開始出現李子的身影。有一種喜悅，來自於「食在當季」的期待。我們等待了一整年，終於等到這個特別時刻。看到李子，很快地勾起美好的回憶，我也因此知道，浩安成為熱愛李子的小男孩已經滿一年了，流逝的時間彷彿被註記下來。

## 大自然為每一季設計不同的盛宴，那是食物滋味最美好的時候

其實，全球化的消費市場讓我們終年都可吃到各種農產品，沒有太多是買不到的。一年四季，超市貨架上總是供應著番茄、小黃瓜、蘋果、香蕉。季節似乎不再影響著我們，我們不再需要等待夏天的芒果、春天的蘆筍，因為隨時都可以吃到。

但實際上，我因此特別渴望當季盛產的蔬果，因為非當季食物的風味經常令人難以

滿意。而消費者終年可以買到任何蔬果所付出的另一個代價，則是我們的地球。

大地的四季更迭有其規律，動、植物遵循著季節變化而生長。大自然為每一季都設計了不同的盛宴，那是食物滋味最美好的時候。關在空調建築裡的我們可以終年恆溫，但是季節不會忘記溫度的變化，它提醒著我們，享受地球的賜予。只是在冷鏈（冷藏冷凍供應鏈）出現後，我們經常忘了不同季節的能量轉換。

為了供應全年份的農產品，我們大量使用溫室和基因改良過的作物。我們把作物送到地球的另半邊種植，在作物還沒熟成時就提早採收，以便被長程運輸。我們透過溫度、光線和氣體控制，來決定作物何時成熟。為了滿足人們在不同季節裡都能吃到想吃的東西，我們花了很多力氣、投入很多人力、蓋了很多工廠和儲存空間，不計里程地呼應市場需求。

人類試圖透過控制溫度、濕度等環境因素來達到目的，將作物放在大型容器裡，出口到世界各地。當我們在市場拿起一顆蘋果，它很可能早在半年前就被採收，並穿越了大半個地球才來到我們眼前。有時退一步看，人類浩浩蕩蕩地創造了奇蹟式的人造食物供應鏈，實在是個大工程。

把規模縮小一點，光是台灣，就因為大家一年四季都想吃到高麗菜，而出現了高山高麗菜的商機。高麗菜需要低溫種植，為了供應市場需求，許多海拔較高的山林被拓墾為農地，造成水土流失的隱憂和土石流的風險。同時，脆弱的綠色蔬菜要在多蟲害的夏天種植，需要增加農藥的使用，直接汙染了上游水源。違背大自然的設計，結果是製造出更多的問題。

如果我們多認識大自然的規律，隨著季節飲食，健康和荷包都會受益。

事實上，當季的有機農作物不見得比全年都買得到的慣行農法作物昂貴。美國三到五月是蠶豆產季，盛產期間，農夫們會以大包裝販售，新鮮又美味。若能花點力氣趁新鮮時處理好再冷凍，其他季節也可以享用。如果等到秋天才買，只能找到看起來泛黃、質地如軟泥般的冷凍蠶豆，還要花上一筆錢。夏天的時候，我會買一整箱的番茄，替自己做一整年用的番茄紅醬。有時找朋友一起做，也是一項和親友間的美好體驗。

我當然偶爾也會買全年可見的農產品，但我更喜歡的，是大口吃上當季作物，直到產季尾聲幾乎快要感到厭倦時，下一個季節作物又能帶來營養、帶來喜悅。夏天的時候，我可以輕易地在農夫市集

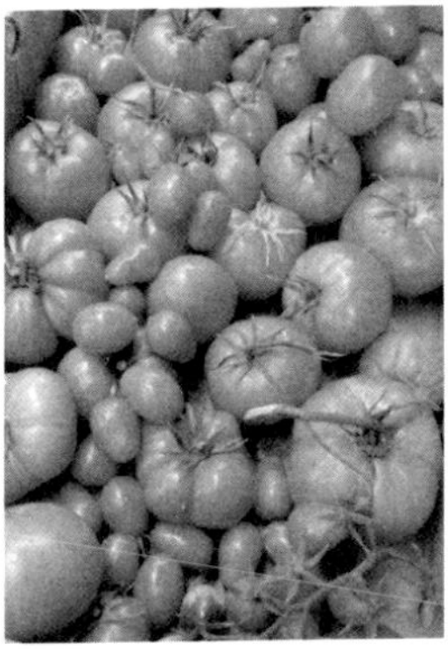

夏天的飽滿的番茄。

替浩安找到三十種桃子、李子，它們不僅名字美麗，味道也很豐富，我們會盡情享受直到真的吃膩了。

## 食在當季，教會了我們等待的能力

現代的速食文化，讓我們被訓練得不需要等待，想吃什麼食物，手機一按，很快就送到跟前。一間需要顧客等待季節食物的餐廳，似乎顯得不夠有效率。在台灣的泰式餐廳，幾乎一年四季都可以點到蝦醬空心菜。但這樣的「效率」、這樣的「完美供應」，能夠豐富我們的生命嗎？能夠讓我們健康？讓我們比較快樂嗎？

享受當季食物帶來的美好，直到季節的尾聲，再興奮地迎接下一個季節的作物；這和全年都吃著宛如時間膠囊所培育的農產品，是全然不同的體驗。住在加州時，我們品嚐春天的蘆筍、夏天的番茄與羅勒、秋天的蘋果與南瓜，以及冬天的各種柑橘和綠色蔬菜。回台灣後，我認識了吳拾柒農場冬天採收的水果玉米、原住民春天吃的蕗蕎、夏天香到透的土芒果，和秋天街邊攤販熱騰騰冒著煙的花生和菱角。全家人充滿著期待，直到我們與每種食物好朋友再次相遇。

味覺如果細膩些，你還會發現放牧飼養的奶製品和肉類，也有季節性的風味。在美國，春天羊兒吃的是新鮮嫩草，和冬天吃乾草的羊奶風味大不同。生活可以如此平凡又細膩。

一個活著的生命，自然有其韻律、有其變動，健康的基礎就是跟著自然的韻律流動。反過來說，如果在任何季節都能取得特定食物的話，得到的會是固定的選擇、固定的口感和味道，反而失去了大自然帶來的驚喜，而我相信，還會喪失身體的彈性和自然的活力。

當季的蔬果像是幫每個季節放上了書籤，又像是每隔一段時間就會來拜訪的老朋友，豐富了我們的生命。

季節慶典更是讓我無法回頭的食物體驗。例如加州五月的草莓季，在奧克斯納德市附近，連高速公路上都能聞到草莓香氣，令我印象深刻。吃過放肆飽滿的草莓風味後，我只能對十二月超市裡從南美洲遠道而來的柔弱草莓說：「對不起，我寧願等到五月。」

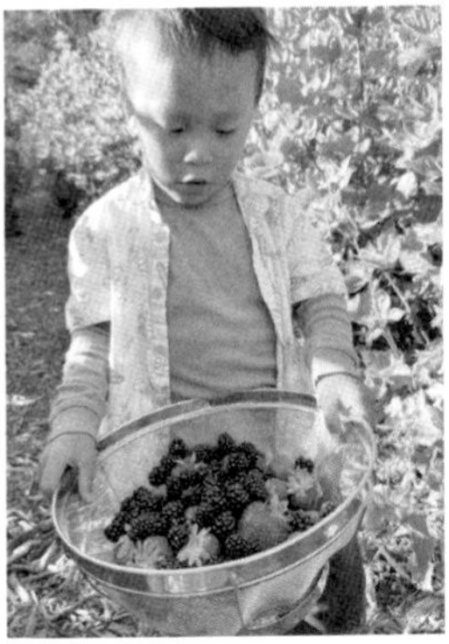

在派農場採收當季莓果。

「食在當季」教會了我與孩子等待的能力，當我們習慣在任何時候都能吃到任何想吃的食物，就容易變得不懂得珍惜。如果我每天都給浩安吃香蕉，不久以後，香蕉可能不再帶給他驚喜，到最後甚至會排斥。

就像是美好的風景，位在車子到不了的地方，必須一步一腳印地爬上山頂才看得見；漫長的等待看似辛苦，但過程也很美好。食物好朋友快要拜訪前的等待，讓我們心中充滿期待。

當季的蔬果，
像是幫每個季節
放上了書籤。

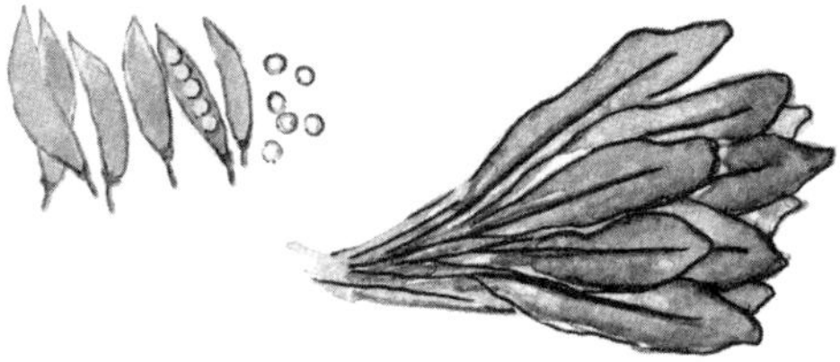

# 那些改變我的農場

「我們相信，當你真正拜訪過一座農場，你的想法就會改變。」飽肚子農場（Full Belly Farm）的農夫德魯・里弗（Dru River）說。

每一位我接觸過的永續農夫都會說：「歡迎來我的農場。」這是一句多麼簡單有力的邀請！在這句話的背後，充滿著他們對自己親手打造的農場引以為傲的愛。這是個友善的手勢，歡迎朋友到家裡來，也準備分享最好的給朋友。

這種輕鬆又開放的邀請，通常是慣行農場無法提供的。

過去十多年來，每一座我參觀過的農場，不僅形塑了我對食物領域的理解，更賦予了我對我所生活土地的歸屬感。這些農場我都不只去過一次，他們像是我在美國好友的家，讓我一次又一次回去拜訪。以下這幾座農場，尤其改變了我的生命。

## 食好農場的蔬菜箱和草莓的滋味

食好農場（Eatwell Farm）的草莓嘗起來像是愛情，是農場主人洛林．沃克（Lorraine Walker）和奈傑爾．沃克（Nigel Walker）之間的甜蜜滋味。

食好農場是舊金山渡船大廈農夫市集裡的第一個攤位，他們在市集的定位象徵著慢食運動的興起。農場主要的收入來源是蔬菜箱。顧客每週長期訂購，蔬菜箱裡裝的通常是美國家庭料理經常會使用到的食材，如高麗菜、紅蘿蔔、羽衣甘藍等，還可以另加其他如雞蛋等農產品。

二〇一四年，我注意到食好農場發起的群眾募資，他們希望打造自己的雞隻孵化場（hatchery）。我知道人道飼養農場和慣行農場的雞隻處境大不同，但從沒想過大多數的農人都還是只能從大型孵化場買小雞來飼養。農夫奈傑爾告訴我們，孵化場裡有上萬隻母雞擠在一起，飼養條件非常不人道。為了逼迫母雞持續下蛋，孵化場會在半夜持續照光。量產飼養模式的魯莽對待也讓小雞的死亡率飆高，奈傑爾不希望成為幫兇。他希望在食好農場裡，提供友善和健全的方法來培養小雞，遵行自己期許的人道標準。受到故事的感動，我參與了奈傑爾的群眾募資機會，也因此受邀到食好農場。那是我第一次走進農場經營者的家。

洛林和奈傑爾住在一棟土造的圓拱形房屋，他們養的牛可以直接走上屋頂吃草。我帶著基金會團隊去農場拜訪的時候，洛林直接歡迎我們進去家裡，以農場現採的食材煮了好吃的義大利麵和好幾道菜。洛林原本不是農夫，甚至對務農一點興趣也沒有。不過在認識奈傑爾及被浪漫追求後，慢慢被奈傑爾的理想打動，兩人開始攜手經營食好農場。

飯後，像聖誕老公公般容易親近的奈傑爾帶我們去農場走走，介紹剛蓋好的孵化場，小雞健康地被呵護著。奈傑爾帶我們看農場裡種植的薰衣草，也大方邀請我們自己動手採盛產的草莓。在他們悉心照顧下長大的草莓，每一顆都鮮紅飽滿，放在掌心沉甸甸的，一口咬下去，汁液多到沾染了衣服。

在我認識他們的時候，奈傑爾已經患有癌症。即使花了很多時間治療，這位有機農業的領導人物最後還是在五十六歲早逝，撼動了食農界。對洛林而言，奈傑爾的辭世不僅代表著摯愛的離去，她還得迅速接手農場經營，而身邊不再有先生的經驗傳承，更是艱辛的挑戰。

洛林根本沒有任何喘息的時間，農場不會因為主人有事就放你一場假。還好，在身邊親友及農場蔬菜箱的會員以各種不同方式的關心和協助下，洛林一步步走出喪偶之痛。兩年後，洛林基於對我和基金會的信任，答應我的邀請，分享了接手農場後真實又動人的故事。

食好農場見證了他倆的愛情故事。為了紀念奈傑爾奉獻一生的農場，她隻身帶領兒子和員工繼續走下去。洛林主掌的食好農場，雖然種出來的草莓少了一點過去的風味，卻和洛林一起迎接了人生的下一步。每週洛林都持續寫信給訂購蔬菜箱的老主顧們，用心延續這個主人和客人一起維護的大家庭。

每個禮拜到食好農場位在農夫市集的攤位，讓在城市中生活的我得以和土地串連起來。距離我住處一百多公里遠的食好農場，像是我在美國的另一個家，一個療癒身心靈必備的休息之處。當我站在食好農場的土地上，聞著空氣裡的芬芳，我知道，這是一個我可以不斷造訪的地方。

## 樹農場的第二代種子計畫，推廣亞洲飲食文化

樹農場（Namu Farm）的主人是一名韓裔美國人克莉絲汀・里曲（Kristyn Leach）。

光從名字來看，你不會知道克莉絲汀有著亞洲人的臉孔。她從小被美國白人領養，直到成年後回到韓國尋根，才發現家鄉文化對自己如此重要。

樹農場的經營方式是和Namu Gaji餐廳合作，供應韓國等亞洲地區特有的蔬菜，像是韓式料理中用來包烤肉的紫蘇葉、韓式泡菜用的辣椒等。經營農場的同時，克莉絲汀更致力於推動育種和保種工作。

她同時創立的第二代種子計畫（Second Generation Seeds）和種子管家共學平台，提供了清楚文化脈絡的原生種子，並且無私地和他人分享亞洲蔬菜種子與種植的相關知識。即使不是農夫，也可以在這裡一起研究亞洲種子，透過種植分享、閱讀書籍、觀賞影片、舉辦百樂餐（potluck）等方式，了解蔬菜種子的歷史文化背景，以及從過去演進到當代的用途等。

成長於美國的克莉絲汀，在種植這些亞洲作物的同時，也重新找回她與家鄉文化的連結。如克莉絲汀最愛吃的黃豆，不是美國一般的基改黃豆，而是韓國原生種黃豆，可以用來做豆腐，和飯一起蒸煮，或是搭配烤肉吃。抱持著對於祖先文化的感謝，與其種植市面上受歡迎、易銷售的商業作物，克莉絲汀選擇透過農業來學習並保存她的文化。

之所以成立第二代種子，克莉絲汀的用意不只是保有這些亞洲蔬菜種子與背後的文化，更希望持續創造新的故事。「對我來說，種子的故事比我能想像的還久遠，故事的深度是由一季一季細心呵護堆疊而成的。」

務農的魅力像是被邀請參與創作一首盛大的史詩，而這個故事需要被傳頌。她打造出來的亞洲種子社群，漸漸地讓許多原本不敢種植亞洲蔬菜的農夫願意嘗試，讓不知道怎麼料理亞洲蔬菜的顧客願意購買，進而提升亞洲蔬菜的市場普遍度和接受度。

更難得的是，美國農場多半由白人經營，少數及有色人種通常是被雇用來提供勞力的角色。農場裡頭種植的是紅蘿蔔、花椰菜、馬鈴薯等白人餐桌常見的食物。當許多人還停留在美國農場主人就是身穿吊帶褲的男性白人印象時，來自亞洲女同志社群的克莉絲汀則顛覆主流，帶領著大家一起打破界線，推廣韓國和其他亞洲祖先帶來美國落地深耕的種子。

我還記得，第一次參加樹農場每年舉辦的秋收祭典（Chuseok）活動，上百個人湧進農場裡，人多到還得自備桌子。上百道豐盛的菜餚，大多數我叫不出名字，光是泡菜就不知道有多少種，甚至還有現場製作的草仔粿。

參與者以韓文唱著祭典歌謠、打鼓、敬酒、把酒灑在土地上祭祖。我們圍坐在橄欖樹下，分享著食物的故事，空氣中飄散著紫蘇香氣。當下我心想著：我從來沒想過這樣也能是美國，為什麼如此多元的畫面平常看不到？獨特的移民歷史讓美國擁有來自世界各地的移民，我們的故事本來也該是美國的一部分。

當主流文化看不見我們的身影，克莉絲汀選擇讓聲音更響亮，多元族群與文化融合才是美國有趣的地方。這樣的美國才是我想要紮根的家，而不是小時候看著亞洲文化被貶低，卻只能靜靜的說不出話。

克莉絲汀和她的農場提醒著我，身為一名來自台灣的亞洲女性，我的聲音、我的故事同樣舉足輕重。剛到美國時，我曾經對於美國文化全盤接受，努力地讓自己融入白人社會，誤以為我眼前所看到的白人文化，就代表著整個美國。但即使我再怎麼努力，也無法改變自己是有色人種的事實。

從克莉絲汀身上與她所打造的社群、她清楚的自我認同意識，以及她重新連結自己文化的路徑，讓我看見美國多元民族對於飲食文化所能帶來的影響。健康飲食如果只有喝果昔、吃沙拉，卻忽略了少數族群的料理智慧，絕對是不完整的。與其全盤接受西方的飲食習慣，我在美國學習食療的經驗、我對於食療的詮釋，從我的成長經驗和文化背景出發，都是有意義的。

就像克莉絲汀不讓她的故事被邊緣化，投身推廣亞洲種子的志向；我也能夠以一名亞洲女性身分，參與食農界的永續發展。過去，我大量接收來自西方的健康飲食資訊和營養概念，後來慢慢發現，這些知識忽略了其他文化的聲音。克莉絲汀讓我想起我的文化根源，我要把「我是誰」找回來，才能主宰我和食物的關係，決定我與未來的命運。

## 增本家族農園的果樹認養，拉近人與土地的距離

從二〇一七年開始，每年夏天，一群因為食物文化合作社而相遇的朋友們，花三個多小時的車程，從灣區來到加州農業中心的中央山谷聚會。我們準備到增本家族農園，收成那一年所認養的果樹。星期五我們會在佛雷斯諾（Fresno）待一晚，認識這座位於美國農業生產中心的城市。星期六破曉時分，當天空從深灰色漸漸變成藍紫色，空氣從夜晚的冷冽中迅速升溫，我們抵達農場，準備好踏上孕育著果樹的土壤。

增本家族農園佔地四十英畝，以種植有機桃子聞名。每年春天，我們認養一棵樹，預先支付認養費用給農場，換取果樹的最新消息，想像著甜美的果實將在我們夏天來到時成熟。認養果樹是我們獲得美味桃子的門票，幫助農場有可預期的現金周轉，也幫助我們與食物的源頭產生連結。

在採收日的早晨，我們共享著笑聲，從樹上直接品嚐被陽光親吻過的果實。我們在高溫下處理水果，得知農場工人是如何辛勞工作。透過手掌貼近土地，我們會記得祖先也是這樣取得食物的。

帶著收成的桃子回到城市後，我們會再次聚會，一起料理與保存這些水果。我們把桃子醃漬、做成果醬、烘烤或是冷凍。花上幾個小時時間，製作桃子派、桃子蜂蜜酒、桃子莎莎醬等美味料理，再分享給周遭的親友們。當桃子的汁液從手臂流下，我們一起創造了這個季節裡共享的記憶。

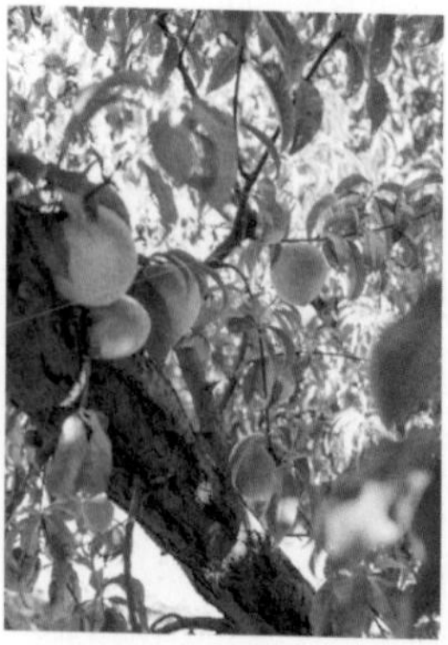

桃子的狀況總是述說著那年氣候的故事。

有趣的是，每當我將每年造訪增本農場的故事分享給其他人聽時，大家都覺得這是件很辛苦的事情。沒錯，我們必須開很遠的路，回家後不但需要洗車，還需要清洗大量的桃子。我們所認養的果樹是那麼有生命力，所以需要邀請志同道合的友人們一起參與，否則光憑少數幾人，是無法在一天內採收、整理完所有的桃子，更不用說回家以後的處理工作。

在烈日下採收桃子雖然累，但這真的是一件超級好玩的事。因為一顆桃子樹，兩三個家庭聚集在一起，有人負責爬到樹上摘採、有人負責分類裝箱、有人把裝箱的桃子搬運到樹蔭下，還有人趁機偷吃幾口。雖然在那一天結束之後，每個人的手都痠了，卻擁有滿滿的豐收的喜悅。

也因為在農場裡認養了一棵樹，感受到土地距離我如此之近。加州近年來時常缺水，那些原本只是在媒體上看見的新聞，因為增本農場，讓我知道雨量對於每年的果樹產量、果實本身的風味和面貌等，都會帶來影響。

增本農場讓我養成持續回到同一片土地的習慣，當一個地方重複造訪時，記憶便會跟著堆疊。我也把這樣的習慣帶回台灣，例如我開始每年都會到宜蘭穀東俱樂部創辦人賴青松的農場幫忙插秧，到花蓮馬布隆農場探訪滿田的小米，到新北坪林的菁采迪佳農場看亞洲蜂……。我不只去，也把朋友帶去，像是半個主人般替友人們介紹這些有特色的農場。我以這些農場為傲，感到滿滿的歸屬感。

這些農場只是一部分為我的人生帶來改變的農場，你也可以找尋屬於你的當地農場，找到你心中的歸屬。

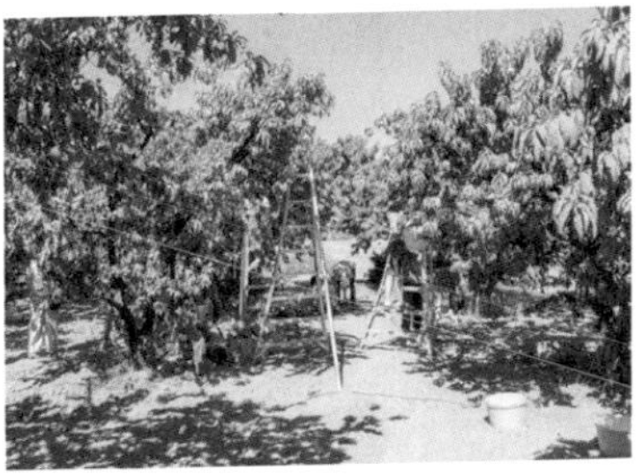

有人樹上摘，有人樹下整理，分工合作。

# 飲食也要去殖民化

去殖民化（decolonization），這個詞對許多人來說或許相當陌生。我在二〇一八年一場食物文化合作社的活動中，第一次從菲律賓食物推廣者雅娜・吉爾布埃納（Yana Gilbuena）的口中聽到這個名詞，並理解它的重要性。

過去，我所知道關於殖民的知識，是一群人為了自身利益，從原住民身上強行奪取資源與權力。我以為去殖民化是解除這種已經形成的處境，讓權力和資源能夠公平地重新分配，讓所有人都能過著自由與完整的生活。事實上，去殖民化不單指資源和權力的分配，還包含著多年來的思想與文化殖民，甚至和飲食有關。

這整個概念讓我頭暈目眩。

## 重新找回與祖先飲食方式的連結

我在台灣出生，一座曾經被荷蘭、西班牙、中國與日本殖民的島嶼。最讓我難以接受的是，我之所以能夠生長在台灣，是因為漢人從一六〇〇年代開始，以殖民者的身分踏上這塊土地。我的出生地台北，曾經是凱達格蘭族的居住地，一個目前幾乎已經消失的母系社會。當漢人從原住民手中強取土地，也同時侵害了他們取得食物的途徑。

我們將原住民從他們祖先狩獵與墾殖的山地驅逐，又迫使他們離開捕撈和採集食物的海洋。我們強迫他們放棄原本的文化，和先人傳承下來如何餵養自己的知識。在我的成長過程中，並不知道去珍惜和保護這些在我身邊快速消失的本土文化。如今，我有許多事情必須學習，台灣也亟須還給原住民遲來的正義。

我們是壓迫者，同時也是被壓迫者。在台灣出生，我的祖先是這片土地上的壓迫者。來到美國，華人在這裡卻是被壓迫者。過去，華人移民曾經在法律上被打壓，受到不公平對待，並不斷成為種族主義者壓迫攻擊的對象。

我們的文化不斷受到排擠和醜化的同時，思想也漸漸被殖民了。

在我剛來到美國時，發現中華料理常被諷刺為油膩不健康，我並沒有出聲反駁。第一次學會下廚是在佛羅倫斯的廚藝學校，從那時候開始，我的廚房被蒜、帕馬森起司、黑胡椒、白酒與香草佔據。慢慢的，我不再渴望中華料理。在美國求學過程中，也漸漸以西方視角為指標。

一開始搬到灣區學食療，我並未急著添購醬油和米酒，而是興奮地買了一隻噴槍，好讓我製作檸檬蛋白糖霜。花了許多年的時間我才慢慢理解到，我的口味偏好並未反映出內心真實的喜好，我只是被西方的一切給制約並沉迷其中了。

在過去，我可以輕易地說出南義和北義的食物差別，告訴你義大利麵的各種名稱和使用習慣。但我卻分辨不出黑豆醬油和黃豆醬油的差異。在廚藝學校裡，中華料理不會被當成上等階級的食物。

和我的飲食偏好相反，克里斯很喜歡亞洲口味。為了他，我才開始學習認識亞洲料理，有點像是從另一個角度，透過別人眼睛看到自家文化的食物被深深喜愛，才有點彆扭的、遲來的接受自己是誰。

有天克里斯跟我說，他想吃糯米椒炒小魚乾和豆干，這是一道我過去未曾做過的菜，甚至以前的我都不會多看糯米椒一眼。為此，我到市場找尋食材、上網查閱食譜，炒出來之後，才發現原來這道菜是如此下飯。

為了做出好吃的炒飯，我從網路食譜得知，要在最後把醬油沿著炒鍋鍋邊淋到飯裡，這樣才會有產生焦糖化的機會。我不由得反思，為什麼我知道義大利菜要在哪個時間淋上白酒，卻對炒飯何時淋醬油一點認知都沒有？我必須好好認識中華飲食，這才是我的根。

於是，我和克里斯以家庭為出發點，重新找回與我們祖先飲食方式的連結。第一個計畫就是讓克里斯說服我母親教我們包粽子。一大鍋泡過的糯米飯、一碗栗子與香菇、滿滿的滷豬五花肉、一片片清水洗過的粽葉，包好的粽子一煮起來，讓我們在美國的廚房聞起來像是雲霧繚繞的台灣山區。

我們開始在冷凍庫裡塞滿自己做的手工水餃，當需要快速備餐的時候，這是我們的最佳選擇。我報名參加米麴課程，學習如何醃製食物、製作醬油、了解豆腐的歷史，這曾是中華料理的核心。我們尋找加州社區裡的亞洲農作物種植者，讓浩安的食物認知不會只有加州的酪梨，還能有我從小吃到大的空心菜。即使我們依然走在飲食去殖民化的路上，但我相信，米飯和豆腐也會是浩安重要的飲食回憶。

## 讓印度香料站上文化舞台的流散者香料公司

在美國，除了樹農場外，我也接觸過許多在飲食去殖民化運動上努力的人們。他們發揮創意，透過各種方式，試圖打破美國長年以白人飲食為尊的文化，試著讓共同居住在這片土地上的人們，聽見來自不同族裔、擁有不同膚色和性向的聲音。

例如我很欣賞的流散者香料公司（Diaspora Co.），創辦人莎娜（Sana Javeri Kadri）是名印度裔的美國女生。她告訴我們，印度香料有長久的歷史，但被英國殖民後，慢慢成為一個極度不透明的產業，多數的香料作物在產量的壓力下成為慣行農業，還會摻雜來源不明的添加物。像是印度料理中十分重要的薑黃，原本有著眾多種類和產區特性，但被殖民者混合、簡化後，如今只能以色澤來評定售價。

了解這個現象後，莎娜決定回到印度找尋香料的根源，更以此創業，希望能改善香料產業多年來被殖民後的問題。

當年英國將印度劃為殖民地時，也把香料帶到世界各地，許多消費者以為產地在印度的香料就等於有機，事實上卻不是這樣。莎娜花了許多時間，才在充斥著慣行農業的印度，尋覓到一位有機栽種普拉加蒂（Pragati）原生種薑黃的農夫帕布・卡薩拉尼內（Prabhu Kasaraneni）。流散者公司便以薑黃起家，與這位有機薑黃農夫達成契作，保障他的產收有去向，給予正當工資並協助推廣。

流散者公司希望讓印度香料去殖民化，讓他們販售的香料都可以溯源，工人也可以獲得合理的薪資。流散者公司用社會企業的概念，幫助的對象不只是有契作關係的農場，更是整個社群。

莎娜告訴我，去殖民化的過程就是一種權力的重新分配。與其把工作以低價外包給下游廠商，卻不知道他們如何對待基層員工，不如選擇花多些錢，自己雇用社會邊緣的有色人種和同性戀者，繼而讓香料的利潤得以回到這些社區。

在莎娜的努力下，印度香料不再只是超市角落積灰的次級產品，或是白人口中的異國情調。因為莎娜的產品不只別具意義，更是風味獨特。《Bon Appétit》（祝你好胃口）雜誌和《紐約時報》等美食專欄都爭相介紹，香料也漸漸成為像紅酒一般令人尊重的文化產業。

## 鼓勵非洲僑民自行創業的紅灣咖啡

另一個我很喜歡的企業，則是非洲流散者經營的紅灣咖啡（Red Bay Coffee）。和印度香料的情況類似，在靠近赤道地區種植的咖啡，多為有色人種栽種，但咖啡豆飄洋過海到了世界各地，獲利的卻大多是白人。

紅灣咖啡的創辦人克巴．孔特（Keba Konte）希望打破這樣的遊戲規則。他先是把自己家的車庫變成咖啡工廠，鼓勵與培養更多和他一樣的流散者，藉由咖啡知識的學習，自己創業成為咖啡經營者，證明有色人種也能夠掌握咖啡生產到銷售的整個流程，不是永遠只能當一名工人。

在克巴的工廠裡，總是飄著濃濃的咖啡香，不只是因為在烘焙製作，而是因為他們總是在分享。克巴對待員工就像對待家人，大家都聚在一起吃飯、聊天。一名員工因為有肢體行動障礙，克巴在設計咖啡吧台時，特別打造了無障礙的移動空間。他告訴我，當年祖先離開非洲，就此再也回不去，如今他不僅可以自由來去，還能夠對長年被殖民的咖啡產業帶來改變。

漸漸的，紅灣咖啡的理念受到歡迎，越來越多獨立咖啡店也進購紅灣的咖啡豆。看到克巴為了改變、影響這麼多人而投入咖啡產業，我自然深受感動，也跟著愛上了他的咖啡。對我而言，比起到全球連鎖咖啡館消費，不如到紅灣咖啡；不只是買一杯咖啡，而是支持他的創業理念。

流散者公司和紅灣咖啡的故事，讓我看到美國食農業的未來充滿希望。藉由食物、香料或一杯咖啡，我們可以創造文化上的改變，對傳統產業發揮影響力，並鼓勵人們有意識地去消費。

讓食農界有更多元、更公平的做法，在各個區域慢慢展開。有些餐廳固定捐出百分之一的收入回饋給當地原住民。或像派農場遭遇森林大火後，農夫傑瑞和南希．韋爾（Nancy Vail）請來當地的原住民，用謙卑的態度學習他們修復大地的方法，重新思考如何與自然共存，而非選擇快速重建。

接觸越來越多這樣的改革企業，我漸漸發現，飲食去殖民化原來是一項療癒的工作，讓我們重新找回力量、知識與能動性（不被外力影響而做的行動）。它拋出了問題，並試著從社群裡找到答案。要記得，我們不是獨自一個人啜飲著咖啡，我們都是相連的，食物就是我們之間共通的媒介。要記得，我們既站在祖先的肩膀上，也要想想為了替後代打造更美好的將來，有哪些事情可以做？我們可以和流散者公司、紅灣咖啡一樣，重新認識祖先的土地，接手文化傳承的工作，寫出一個截然不同的故事。

## 從發現台灣原生雜草，到阿美族的原生種小米

回到台灣居住，我也想要更加認識這片土地，以及最早生活在這片土地上的原住民飲食文化。

住在舊金山的時候，我知道路上有哪些雜草可以吃，要怎麼摘採與處理。回到台灣後，一切都變得陌生。我用網路搜尋找到「雜草稍慢」，兩名希望透過教育推廣台灣原生雜草的女性創業家，認識到雜草可以拿來做菜、煮茶，甚至提煉精油。當馬路鋪上柏油、河流被水泥阻隔，台灣原生雜草仍勇敢存活下來。

週末有空的時候，可以報名雜草稍慢的活動，跟著他們一起去採集雜草。平時也可以去上課，學習台灣原生雜草的知識。即使沒有活動，在工作坊草蓆上坐著看書、喝雜草茶，就像回到自己家裡，感受台灣人親切的待客之道。

而在阿美族瑪布隆（Mapolong）農場裡，我看到原住民後代如何修復土地，復育快

要消失的原生種小米，將有機種植的黑豆和黃豆做成天貝發酵食品，分享給社會大眾。透過農夫主人柯姊（柯春伎）的介紹，我才知道小米因為產量少、價格高，在台灣原鄉隨處可見的小米酒，其實多數是糯米釀造。柯姊將復育小米的實績，分享給族裡的老人家，釀造重現兒時營養的小米酒風味。這是台灣土生土長的去殖民化運動。

台灣這座溫暖的島嶼，才是我們的根。有穩健紮實的根，在快速變遷的社會才能站得穩定。感謝新冠疫情帶給我們機會，即使從美國搬回台灣，必須花時間適應許多事情，但一切都很值得。我們要把根紮得夠深，才能得到更多的養分。

愛的餐桌

# 清炒蛤蜊情人的眼淚

陸生藍綠藻，俗稱「雨來菇」或「情人的眼淚」，阿美族語為 lalopela，有許多關於這名字來源的故事。其中一個，是阿美族的一段浪漫傳說。相傳從前有一對情侶，因為戀情不被雙方父母祝福而被迫分開，留下來的一方每天流淚，落下眼淚的地方竟然長出了雨來菇，因此有了「情人的眼淚」這樣美麗的名字，代表思念。

**材料**

情人的眼淚（雨來菇）100g，洗淨
蒜苗 2 根，切段
文蛤 300 克（前一晚將文蛤吐沙）
新鮮辣椒 1 根，切片
鹽 少許
橄欖油 少許

**做法**

1. 將前一夜吐好沙的文蛤洗淨，煮開後，文蛤及湯汁都留著備用。
2. 乾淨的鍋中放入些許橄欖油、蒜苗、辣椒，稍微翻拌後，倒入雨來菇一起炒香。
3. 最後加入些許文蛤高湯、煮熟的文蛤，和雨來菇一起翻炒，再視需要調味。（文蛤高湯一般帶有鹹度，可依口味再加鹽調味。）

（食譜出自台北原住民西式料理One Ten食分之一餐館，主廚為Esther Mu。）

PART
5

# 重新定義食物

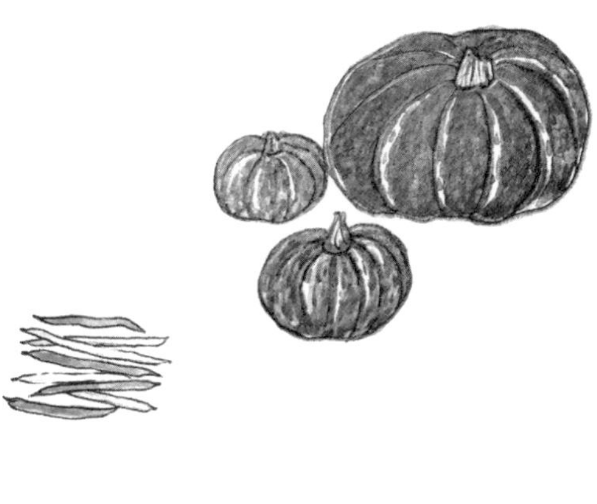

# 餐桌上的愛

當我第一次面對自己的免疫疾病與食物過敏時，我的世界是向內聚焦的：我該如何幫助自己舒服些？我該怎麼吃？我該避免什麼？……。我著迷於食療的概念，抱著期待又好奇的心情來到灣區朝聖。

但是，每一間永續農場鬆厚的深色土壤和豐富的生態環境提醒了我，只有當農夫以療癒大地為第一目標，我們才會有真正營養豐饒的食材。每一個用心企業也打破我的迷思，廉價商品的代價太巨大，我們需要攜手創造一個能引以為傲的未來。健康的探索讓我了解到，我們存在於整個食物鏈的合作與互相依賴之中。

有趣的是：

Wellness是全方面的健康，它的字頭是「we，我們」。

Illness是疾病，它的字頭是「I，我」。

我吃什麼、如何消費、在哪裡投注我的金錢，每一個選擇都會影響這個世界。我們的社會、土地、河川已經被人類過度剝削，只有療癒了「我們」，才有真正的、長久的健康。食物不只是養分和卡路里，而是生活和未來一同實踐的契機，要達成這個理想，可以從第一件事——「食物是愛」開始。

## 想著為對方做什麼料理，就是愛的過程

餵養他人食物，是除了性行為以外最親密的一件事。食物送入口中，進入身體，藉由消化，養分再進入血液到達心臟。我們的選擇對身體產生了最直接的影響。透過食物，我們可以表達對自己的愛、對身邊親友的愛。

我還記得，在浩安滿周歲的前兩週，我坐在餐桌旁，思考著要替他的生日準備什麼？我的腦袋不停打轉：現階段的他最喜歡吃什麼呢？嗯，昨天飯後他吃了兩根香蕉，再前一天則是芭樂，不過草莓也深得他的喜愛，浩安會把草莓塞進嘴巴，讓他看起來像隻花栗鼠。現在草莓剛好當季，我有辦法找到一些有機的嗎？我才剛回到台灣幾個

月，還來不及認識在地農夫，或許可以到有機市集問問。

決定了主角是草莓後，我繼續思索：我可以做什麼料理？有哪些是我可以每年重複準備，還能記錄和連結浩安的成長？小時候我沒有去過同學的生日派對，但每年外婆生日時，總會有粉紅飽滿的壽桃和一個鮮奶油蛋糕。克里斯在灣區的家人很注重生日，也常以獨特設計的蛋糕慶生。我該如何結合台灣與加州元素呢？

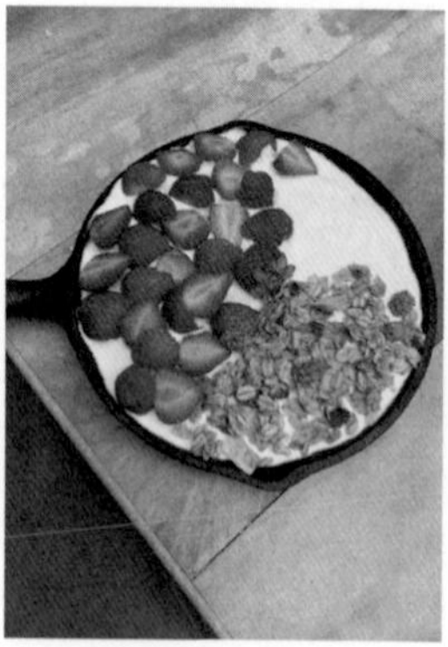
充滿愛的生日蛋糕。

也許我可以用鑄鐵鍋來烤蛋糕，這很有加州風格，鑄鐵鍋蛋糕也會讓製作與送禮過程比較簡單。浩安還小，沒吃過麵粉蛋糕，我是否要使用燕麥？燕麥雖然營養，但台灣的燕麥通常是美國進口的，還是我能找到台灣本土的麵粉嗎？

經過一連串的思量，最後，我以台灣的喜願三十五號小麥粉與放牧鴨蛋，加上楓糖漿，用鑄鐵鍋烤了一個蛋糕。上頭塗了厚厚一層孩子最喜歡且油脂豐富的法式酸奶、糖霜，和滿滿來自苗栗農場的有機草莓。

一個簡單的蛋糕，包含了媽媽的愛和對孩子未來的期許。希望孩子的下一代、下下一代都能赤腳踩在豐厚的土地上，健康地奔跑。

## 從送禮到餐點接力，食物是愛的祝福

我在灣區認識的食農業朋友們，習慣用食物來表達愛。農家烘烤的茶點、日曬的香草、現採的蔬果，在細細品嚐的同時，也被他們的愛滿滿包圍。這樣的習慣，讓每一段回憶都充滿著食物的香氣。

受到身邊食農界友人影響，我們家最常準備的見面禮也是食物，其中又以香蕉磅蛋糕最常做。

每次買了一串香蕉，總有幾根會在準備吃之前熟透。當香蕉表皮充滿黑點，過度香甜的味道也充滿廚房角落，果蠅很快地聞香而來。這時，最簡單的解決辦法就是把香蕉剝皮後，裝袋放入冷凍庫。臨時起意想要烤個蛋糕，這些冷凍香蕉就成了最佳的食材。

和鑄鐵鍋蛋糕一樣，香蕉蛋糕的硬度適合帶去朋友家，而且不必急著吃掉，因為荳蔻和肉桂的味道會隨著時間更加濃郁。這款蛋糕不需要額外的裝飾，光是金黃色的脆皮就已足夠誘人。如果想讓滋味再多一點層次，可以撒上些巧克力豆。

幾年下來，灣區朋友圈開始一個個結婚生子，我也因此認識一個充滿愛的活動：餐點接力（meal train）。美國雖然沒有坐月子的習慣，但大家也知道照顧新生兒是非常疲累的。所謂「餐點接力」，通常由一位朋友（或家人）發起，幫即將生產的準媽媽安排產後一到兩個月的飲食，再由親友們報名，選好自己可以下廚和送達餐點的日子，輪替供應三餐，尤其是午餐和晚餐。看著行事曆上，慢慢填滿親愛朋友的名字和預計提供的餐點，那是食物傳送的美好祝福。

事實上，不只是坐月子，每個人都會遇到生病或沒有心力好好準備食物的時候。類似「餐點接力」這樣的行動，帶來的是親友的來訪與心意，藉著食物表達愛與關心，即使生病、受傷等困難的時光，你也不孤單。

”

**食物是聆聽自己，**
**提供身體所需要的愛的捷徑。**

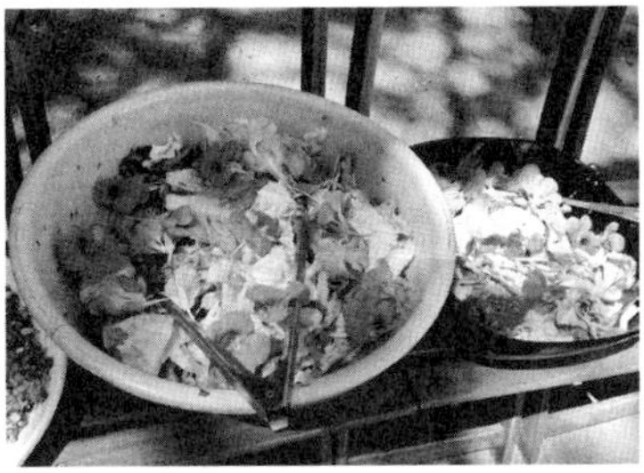

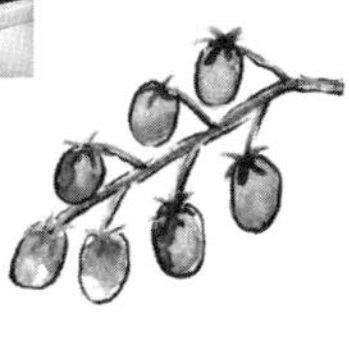

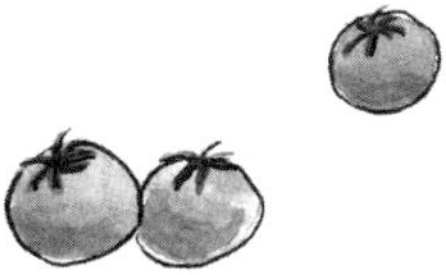

愛的
餐桌

# 浩安一歲生日蛋糕

材料

蛋糕：

2 顆 蛋（我們家習慣吃新鮮鴨蛋，雞蛋也可以，素食者可以換成 2 湯匙亞麻仁粉加 6 湯匙涼水，攪拌後靜置 10 分鐘）

6 湯匙 奶油（融化後放涼，也可以用椰子油）

½ 杯 楓糖漿（大小孩也可以用蜂蜜）

1 茶匙 香草精（若擔心香草精裡的酒精，可以買香草粉）

1½ 杯 小麥粉（也可以用全麥粉或燕麥粉，無麥麩較結實）

1 茶匙 蘇打粉

¼ 茶匙 鹽

各式莓果佈置

糖霜：

1 杯 酸奶

1 湯匙 楓糖漿

**做法**

1. 烤箱預熱 180 度。
2. 準備好 5 或 6 寸鑄鐵盤，抹上薄薄一層奶油。
3. 準備一個大碗，打蛋，加入其他濕的材料。
4. 乾的材料放在一個碗混合後，加入到濕的材料碗中。
5. 混勻的麵糊倒入鑄鐵盤，放入烤箱烤 20-25 分鐘。直到牙籤插入拿出後是乾淨的，就可取出放涼。
6. 準備糖霜，混合酸奶和楓糖漿，留在冰箱，直到蛋糕完全涼了再用刮刀或湯匙覆蓋在蛋糕上。最後加上喜歡的莓果。完成。

愛的餐桌

# 香蕉麵包

**材料**

4條 香蕉（最好是皮上有些黑，但不是全黑。去皮後大約340克。）
½ 杯 優格
2 顆 蛋，剛從冰箱拿出來
1 湯匙 香草精
2 杯 小麥麵粉
¾ 杯 燕麥粉（也可以直接 2¾ 杯全麥麵粉，取代小麥麵粉 + 燕麥粉）
¾ 杯 糖
1 茶匙 泡打粉
1 茶匙 蘇打粉
¾ 茶匙 鹽
¾ 茶匙 肉桂粉
½ 茶匙 丁香粉
¼ 茶匙 肉豆蔻粉
¾ 杯 椰子油，室溫但未完全融化（150 克）
彈性加入 1 杯 核桃或胡桃，可掰成小塊，或一些巧克力

做法

1. 兩個 21 公分磅蛋糕模，準備兩張 21x18 公分烘焙紙，將紙寬的那面對齊模長的那邊，放入模具中，覆蓋內部三面。
2. 烤箱預熱 177 度。
3. 香蕉放入中碗，加入優格、蛋和香草精，用叉子壓成泥。
4. 麵粉、燕麥粉、蘇打粉、泡打粉、鹽、香料、椰子油加入大碗中，用矽膠刮刀攪拌，直到椰子油平均混入粉中呈現小顆粒狀。
5. 加入香蕉泥，攪拌直到麵粉粒不見。
6. 加入核桃。
7. 將麵糊平均倒入烤模中，烤 45 分鐘左右，直到表面焦黃，牙籤插入後是乾淨的。
8. 放涼，拿出後室溫可以放一天。
9. 食用前切片，烤箱加溫更好吃。

第二條香蕉麵包可以用錫箔紙包好，放入夾鏈袋冷凍。綁條緞帶或麻繩，就是漂亮的自製小禮物。

（食譜改編參考：Serious Eats Classic Banana Bread）

# 春捲星期五和星期六晚餐

剛搬到灣區時，認識的人並不多，只有一位表親和幾位大學同學住在附近。內向的我，慢慢地透過一頓頓以食物為主題的聚會來建立我的社群。我希望這樣的活動不只是一般的社交，我想要有意識地邀請賓客，提供有故事的菜單，營造深度的對話，並讓這樣的聯繫能持續下去。

我在華人社會中成長，家庭聚會通常以食物作為主角，農曆新年正是這種表達形式的巔峰。當家庭成員們一一返鄉，環繞著一桌豐盛的吉祥菜，幾乎每個人都會在水餃、春捲、糖醋魚、紅燒肉等年節佳餚的餵食下增胖個幾公斤。搬到灣區幾年後，為了安撫思鄉之情，我開始邀請朋友舉辦新年聚會，尤其是那些想要慶祝、家人卻不在身邊的朋友們。

事前，我會發送表單，蒐集每個人準備要帶來的菜色，也幫還沒決定要準備什麼的友人建議些食譜。我的朋友來自不同的文化背景，自然形成了特有的菜單。一些讓人印象深刻的菜色，包括菲律賓春捲、越南紅燒肉、港式燉蔬菜、韓國紅燒排骨等。參加新年晚宴，最困難的任務就是品嚐完所有的菜餚。我們輪流分享這些菜餚背後的故事，飯後也玩擲骰子，孩子的笑聲不絕，味道串成了回憶。

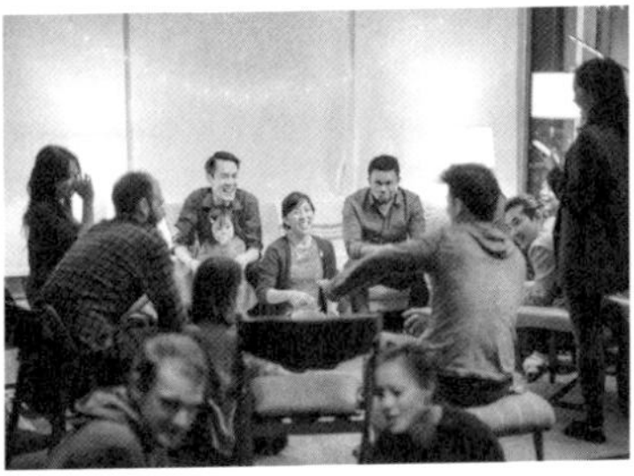

農曆過年聚會。（Kevin Wong 攝）

## 在餐桌上展開的深度對話

除了傳統節慶將友人們聚集在一堂，食物也幫助我拓展社群。我的朋友克萊門汀．瓦瑪芮雅（Clementine Wamariya）是一名作家和人權倡議者，她用自己六歲時逃離盧安達大屠殺的故事，來推廣改變敘事方式的力量。例如克萊門汀不希望人們稱呼她為難民，因為這個字眼導致的刻板印象，讓我們無法看到一個人真正的樣貌。她只是一位在找尋避風港口的人，除此之外她還有很多故事。

我和克萊門汀是一拍即合的好友，卻有著十分不同的交際圈。我在美國的朋友多半來自食農界，克萊門汀的人權倡議與暢銷書作家身分，則讓她擁有許多藝文圈和非營利組織的友人。於是，我們決定舉辦「星期六晚餐」活動，由我倆挑選餐桌上的對談主題，分頭邀請三位與主題相關的朋友參加。

我們寄邀請函給我們的賓客，告知他們這場活動的主題。同時以食物當作潤滑劑，用心安排每一個細節，從座位的配置、餐具的擺放、主題的帶領，都是希望能讓每個人暢所欲言，讓這一頓晚餐成為能夠療癒彼此心靈的一餐。

印象深刻的一次晚餐主題，是「種族正義，如何從同理帶到行動」，大家討論得熱切直到夜深。邀請的賓客都是我們認為會對主題有興趣或有特殊貢獻的朋友。透過星期六晚餐，我和克萊門汀串連彼此的交友圈，讓賓客們互相聆聽，激盪議題的火花，展開深入探索的對話。

聚會結束後，我們還會發另一封信，附上彼此的聯繫方式，以及在聚會裡聊到的包括演講、報導、活動、藝術作品等資訊，期待這樣有意義的對話能夠持續進行。

## 用食物串連友誼，豐厚生活

有別於星期六晚餐，「春捲星期五」則是另一種截然不同的聚會形式。克里斯和我都喜歡家裡熱熱鬧鬧、朋友進進出出，我們很希望可以和朋友定期聚會，但又不會太過正式或帶有壓力。某天晚上，我和克里斯在廚房裡做菜，我想到一個主意：不如每個月固定選一個星期五來舉辦聚會，這樣朋友們會知道活動的規律，並且在他們有空時能夠參加。

克里斯認為這是個好點子，但問題在於我們很難掌握當天會有多少人來，一旦來的人太多，就比較難產生有意義的對話，並讓各自的朋友們認識彼此。我又想：如果我們公開邀請，並保留名額給前十個回信的人參加呢？

於是，「春捲星期五」活動開始有了雛形。

選擇以春捲作為主角，是因為春捲不需要烹煮。只要事前準備好幾項基本的材料，再請每個來參加的人發揮創意，帶上他們喜歡的餡料就好。到了現場，大家將配料各自組合，在輕鬆愉快的氣氛中包好自己的春捲，就可以開動。

有趣的是，朋友們紛紛透過食材展現出個性，帶來許多過去我未曾想過可以包進春捲裡的東西，從西班牙炸豬皮到藍紋起司，或是苦艾酒浸泡的草莓與羅勒。在活潑的音樂作為背景下，朋友們不是在廚房包春捲，就是在客廳裡聊天，多麼令人愉悅的畫面！

我還記得第一次發出邀請信時，意外地收到了三十七封回覆，有人很開心地報名參加，也有人時間剛好不行，但希望能報名下次的聚會。春捲星期五和星期六晚餐的形式、氣氛很不一樣，但不變的，都是以分享食物為核心，讓人們聚集在一起。

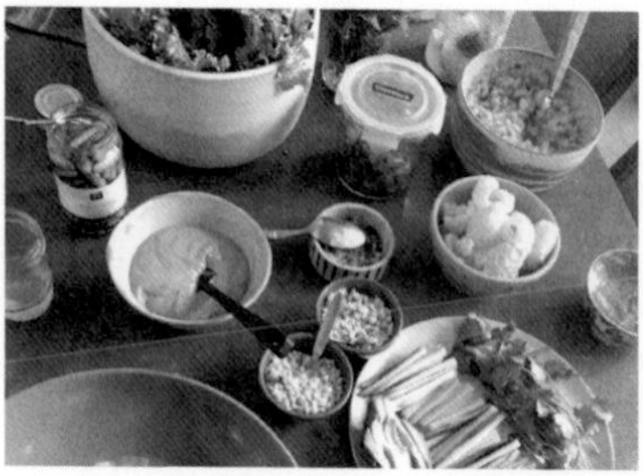
春捲星期五的餡料充滿異國風味！

以前的我個性比較害羞，容易在社交場合感到尷尬。從大學創辦說故事社團開始，我也同時學習如何創造出可以讓每個人都放鬆說話的環境。說故事社團固定每週日辦活動，事前，我會陪伴當天說故事的主角準備他的生命故事與他愛吃的餅乾。我們把餅乾當成潤滑劑，並在活動時與眾人一起分享。

舉辦聚餐活動，主人得先破冰，協助參加者認識其他人。對內向但其實十分喜歡朋友的我來說，以食物為中心的社群聚會，在我的療癒之路上扮演不可或缺的角色，我非常需要食物滋養我的身體，社群滋養我的靈魂。

我在舊金山的住所，前屋主喜歡邀請朋友來家裡，卻不太喜歡做菜，因此廚房很小，客廳卻很大。雖然第一次擁有專屬於個人的空間，但從小我們家並沒有邀請親友到家裡聚會的習慣，一開始我也擔心旁人會以居住地點來評斷我，甚至在與朋友道別時，會提前幾個路口。

直到第一次舉辦食物文化合作社的活動，我決定放下擔心，開放地做自己，歡迎新朋友來到我的家。那天我們邀請了四十五位客人，我還記得，門口擺放的鞋子滿到跨都跨不出去。廚房因為空間不夠，做菜需要像跳華爾滋。從那次之後，我家便成為朋友們的聚會場地，在這裡，我可以控制光線氣氛，選擇喜歡的音樂，決定聚會的人數，以及要準備哪些食物。

還有什麼比家更能讓人放鬆的環境呢？

即使事前準備和事後復原都得花費一番心力，但對我來說，家裡熱鬧溫馨、充滿食物香氣，是一件多麼幸福的事。我感謝每一個願意造訪的朋友，更感謝我有美好的食物作為媒介，打造出充滿正面能量的社群。

# 食物的文化探險

有人喜歡認識鳥類或魚類，有人喜歡研究金融或歷史，而我喜歡認識食物，並且透過食物創造回憶。

樂悌莎・蘭達（Leticia Landa）是灣區協助女性移民創業的La Cocina（西班牙文為廚房、炊具之意）基金會的執行長。我們認識幾個月後，樂悌莎邀請我和她一起去印度，參加她的基金會同事、也是好朋友吉緹卡・阿嘉瓦（Geetika Agrawal）的婚禮。我很驚訝，因為我們的友誼才剛開始。樂悌莎解釋，她覺得我會是個好旅伴，可以一起在旅途中冒險。當時我有點猶豫，因為我依然得嚴格控管我的飲食，擔心自己沒有餘力輕鬆地探索異地。不過，最後我還是參與了這個難得的計畫。

那是場十二月的婚禮，印度德里市外的小鎮

寒風凜冽。樂悌莎和我住在附近的小旅館裡，每天和新人在清晨的濃霧中裹著大衣散步。吉緹卡的阿姨用荳蔻、肉桂、丁香、新鮮的薑和黑胡椒做了印度香料茶，我們早上喝、午餐後也喝，每當我們覺得寒冷或需要提神的時候，都會喝上一杯。在印度，任何時候都是喝茶的好時機。我們也學會用好幾匙的糖沖泡雀巢咖啡粉，顆粒狀的混合物盛在燙手的杯子裡，連蒸氣聞起來都是甜的。

婚禮上的食物自然也相當美味。迎接我們的是一整面牆的新鮮印度點心攤、隨時可以點選現做的茶點，和豐盛的自助百匯。那趟旅程，茶、咖啡和香料的香氣深深烙印在我腦海，像是一個異國的家，帶給我們溫暖又甜蜜的回憶。

## 從燒餅開始、以文化佐味的國際早餐俱樂部

我和樂悌莎以食物認識文化的探險並沒有就此打住。對於第一次到印度旅行的我們來說，這是一趟美好的文化體驗。但其實我們都來自不同的文化背景：樂悌莎是墨西哥人，新人吉緹卡和先生麥克是印度與猶太人，我則是台灣人。我們想要繼續聚在一起，透過食物認識對方的文化，於是創辦了「國際早餐俱樂部」。

和一天之中的其他餐相比，早餐通常相對簡單，如果可以由早餐入門，了解彼此的文化，是一件多麼有趣的事情。

幾個星期之後，我們舉辦了第一次的早餐俱樂部聚會，四個人聚集在我的公寓裡，我興奮地分享最愛的台式早餐之一：燒餅。燒餅是很容易在台灣的早餐店或路邊攤吃到的食物，可是在早餐俱樂部聚會前，我其實不知道如何自己做燒餅。在印度吃過各式自製食物後，我深受啟發，決定上網找尋食譜，從頭開始做燒餅。

一早起床，我將麵粉、油、鹽和熱水混合，慢慢加入冷水，和成麵團。麵團需要半小時的時間發酵。接著，我把麵團擀平，抹上一層豬油，捲成管狀、切成小塊後再次擀平。最後，刷上水，灑上芝麻，折疊成信封狀。在我把第一批燒餅放進烤箱時，朋友們抵達了。吉緹卡看到我在廚房忙碌，驚訝表示：「什麼！妳自己醒麵團？妳也替早餐俱樂部設下太高的標準了吧！」我笑著坦承，因為不知道怎麼做燒餅，

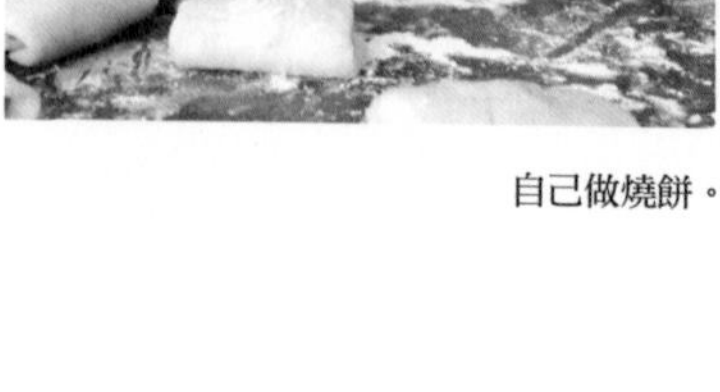

自己做燒餅。

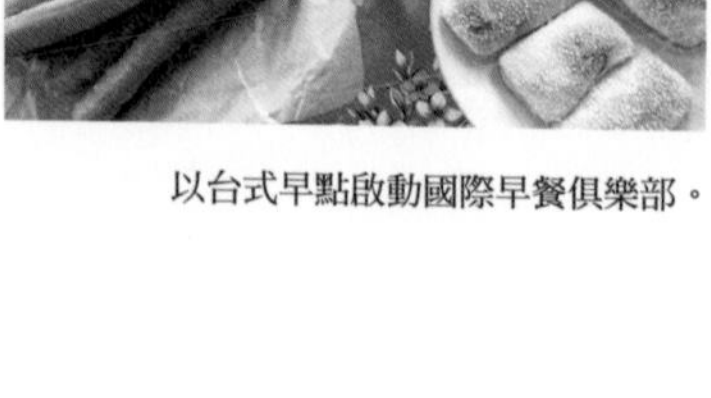

以台式早點啟動國際早餐俱樂部。

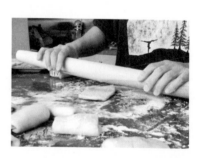

想要藉這次機會嘗試看看。

於是，他們三位加入我，一起分工做完剩下的燒餅。豆漿店裡熟悉的香氣瀰漫在我的小廚房，突然間舊金山的公寓有了家鄉的味道。燒餅從烤箱出爐時，我們直接配著油條與蔥蛋一起享用。我分享著台灣陽明山腳下最愛的早餐店，還有如何帶著鍋子去盛裝新鮮豆漿回家配早點吃的往事。我們一邊聊，一邊用手指沾起掉落的芝麻粒放入口中，並承諾要把這樣的聚會變成傳統。

到目前為止，國際早餐俱樂部已經在六年內聚會了超過三十八次。我們分享彼此的味覺記憶，以及其他我們曾經去過、或對我們有意義的食物文化經驗。

## 食物文化看似不一樣，卻又有許多相似

二〇一九年，樂悌莎受當地政府的邀請，到烏克蘭去協助當地女性微型創業的計畫。結束這段旅程後，樂悌莎和我們分享醃漬飛魚、蒔蘿沙拉、烤馬鈴薯等當地的特色早餐。那時俄烏戰爭已經小區域展開，樂悌莎也和我們分享她在受戰爭摧殘小鎮上的見聞，以及當地歷史和創業故事。

那時正好恰逢樂悌莎結婚一週年，我和克里斯特地做了墨西哥餅乾，吉緹卡則準備了香檳。雖然那頓早餐的主題是烏克蘭，餐點卻融合了友誼的元素。我們就著美味的餐點，討論著文化議題與時事觀察。如今回想起那一天的對話，不知道那些才剛剛萌芽的婦女創業，在烏俄戰火無情的摧殘之下，還剩下多少？

還有一回，是吉緹卡的媽媽造訪舊金山，替我們親手做了印度烤餅配著鷹嘴豆咖哩（Chana bhatura），那是多麼難忘的滋味。雖然當天的主題是印度菜，但剛好我和克里斯快結婚了，所以我們在品嚐吉緹卡媽媽手藝的同時，也試吃了樂悌莎為我們做的婚禮蛋糕。

除此之外，我們也吃過北歐式早餐，靈感來自於我和克里斯的蜜月。也因為吉緹卡和先生麥克的一場旅行，我們嘗試了日式早餐。因為國際早餐俱樂部，讓我們在異地旅行時，腦中經常想著要把哪些特色佳餚帶回去和朋友分享。除了品嚐，更想要了解食物背後的故事。就算大夥兒忙得沒有時間下廚，我們也會到餐館點滿一桌的港式燒賣。

我們用照片和文字記錄了每一次聚會，隨著聚會次數累積越多，我漸漸發現，我們都是多元文化熔爐底下的一員，我們看似不一樣，卻又有許多相似。

例如從飲食發展來看，戰爭等歷史因素，不約而同影響著各國的食物文化。比如拉麵，是日本戰後因為駐地美軍進口小麥而盛行起來的食物，能便宜、快速地提供飽足感；猶太人則發明出不需要發酵的麵食，是為了讓戰爭下的難民在長途跋涉時便於攜帶。此外，各個國家都有醃漬、曬乾和煙燻食物的手藝，祖先們保存食物的方法是如此類似。

轉眼間，國際早餐俱樂部從原本四位成員，到目前已擴增成三對伴侶和四名小孩。在時間的跨度中，我們介紹家庭新成員給彼此認識，分享著美味的話題，友誼也因為一個個食物故事而不斷深厚。即使在防疫居家期間，我們依然用視訊方式一起吃早餐。

透過食物，承載著文化記憶，也創造出屬於我們自己的記憶。

# 派對一定要有芬達汽水？

記得念高中時，橘子芬達汽水正在美國校園裡掀起熱潮。曾經，為了一場學校派對，所有人瘋狂地四處搜尋芬達汽水，甚至有人開了六小時的車，遠到墨西哥只為了買到它。

當時，因為芬達汽水極受歡迎又不易購得，幾乎所有人都認為，這是讓一場派對成功不可或缺的元素。買到芬達汽水的人，總能吸引眾人羨慕的眼光。但是，到底是誰決定：成功的派對非要有汽水不可？

**從番茄紅醬到椰奶優格，食材自己做！**

母親第一次拜訪我在灣區的家時，她的行李裝滿了可以餵飽我一個月的食物：乾香菇、乾麵條、自製油蔥等。直到她出現在我面前，我才意識到自己多麼想家，等不及請媽媽幫我做肉燥。

我們在廚房閒聊，我分享著自己做的康普發酵茶：「這是用scoby（紅茶菌母）發酵的。」「什麼？」「就是細菌和酵母一起發酵。」母親看著儲藏室架上的食物和瓶瓶罐罐，她幾乎什麼也不認識。

學習食療後，我習慣從頭開始製作食材：德國酸菜、韓式泡菜、伍斯特醬、康普茶、優格、高湯、番茄醬、脆穀片、冰淇淋，甚至泡打粉。這些食材整齊地裝在梅森瓶（Mason jars）裡，排列在架上，讓我的廚房看起來像是個實驗室。剛認識克里斯時，他也和我母親一樣，不可置信地盯著我廚房架上的陳列品說：「我不知道這些東西可以自己做。」

對我來說，這樣的轉變很有趣，我不僅可以嘗試不同口味，同時也是省錢的好方法。

更重要的是，學習如何做這些食材，讓我擺脫了大廠牌與包裝食品的控制。我可以按照自己喜歡的方式，不放添加物與防腐劑。生活中有太多事情由他人主宰，就像我的免疫疾病，醫生要我「吃藥吧，別想

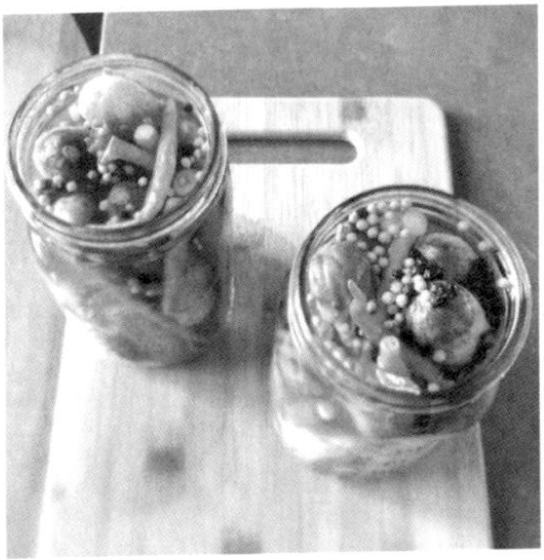

用許多香料和黃瓜一起醃漬。

太多」；而替自己下廚，讓我重新把主導權找回來。

每年夏天，製作義大利麵番茄紅醬對我而言是種解放行動。我會從農夫市集挑選當季美味的番茄，像是食好農場的聖馬札諾（San Marzano）番茄，在種植過程中帶著對土地的尊重。我將番茄分批燙過，泡冰水去皮，用光冰箱裡的冰塊，切塊後加入香草與大蒜熬煮，最後再一一裝瓶。廚房熱氣蒸騰，我用深鍋子一次加熱加壓三瓶番茄醬。當瓶子冷卻時，我用金屬湯匙敲打頂部，清脆的聲音像在告訴我：接下來一整年我都有美味的番茄紅醬可以享用。

想做番茄紅醬的動機其實很簡單，因為我在番茄盛產時買了很多，我知道在我眼前的番茄是一年當中最好吃的時候。自己做紅醬之後，我就再也沒買過超市裡的瓶裝紅醬。其中一個原因，是我對油品很挑剔，許多市面上販售的油，在製作與包裝過程中多半已氧化。製作番茄紅醬使用的橄欖油，裝在透明的容器裡，又在超市擺上個半年，更難避免不氧化。

又如市售優格，通常會使用高溫殺菌過的牛奶，再額外添加益生菌，而非乳製品本身自然發酵出來的好菌。所以我自己做優格。當我發現對乳製品過敏，我也開始替自己做椰奶優格。我找到不含雙酚A的罐裝椰奶、牧場的吉利丁，以及健康的菌種，一切自己來。超市的椰奶優格大多昂貴或含有大量的糖，自己親手做，不僅省錢又美味。

泡打粉和蘇打粉是烘焙食譜常見的材料，它們基本上是一樣的東西。如果食譜上有檸檬汁之類的酸性食材，就可以只加蘇打粉來產生二氧化碳；不然蘇打粉加上酸性的塔塔粉，就是所謂的泡打粉。知道這個常識後，我不再需要購買許多小包裝的兩種粉，家裡只要準備一大包的蘇打粉，在烘焙有需要時，混合少量的塔塔粉就好。此外，蘇打粉還能有效清除鍋子裡的頑固油膩，甚至拿來刷洗浴室，用途很多。

## 除了被推銷的商品，我們有沒有別的選擇？

資本主義主宰著我們的食衣住行。多年來，資本主義下的社會希望我們夠健康，才能在勞動市場裡保有生產力；同時，資本主義又希望我們不要太健康，這樣才會不斷地把錢花在保健食品和減重產業上。最好我們也不要太滿足，才能不停地被行銷廣告吸引著。

資本主義巧妙地殖民了我們的大腦和價值觀，偽裝成我們的朋友。一邊不斷替大企業累積權力與財富，一邊用宣傳手法影響著消費者，讓我們依賴西方的飲食習慣，並且信任企業餵養給我們的品牌。

我們或許慢慢被洗腦，認為想要過上好的日子，就必須要有這些東西：一場成功的校園派對，一定要有橘子芬達汽水；情人節的時候，怎麼可以少了金莎巧克力？春節拜訪親友的伴手禮，得要知名品牌高級包裝過的禮盒才體面，而不是自己親手做的糕點。

於是，擁有某些品牌的商品，我們好像才會健康、受歡迎、快樂、成功；送親友這些品牌的產品，好像才等同於夠心意。

仔細想想，超市裡的罐頭濃湯，和親手熬煮、可以餵養全家人營養的燉湯，哪一個比較珍貴？資本主義掌握著人們心中的渴望與脆弱，尤其當我們忙碌時，幫我們準備了替代品，於是，我們用現成的雞精禮盒、包裝精美的巧克力來表達對身邊親友的愛，忘記我們其實有別的選擇。

人們之所以會送禮，是希望讓生活更加美好。事實上，這些商品多數並不會帶給我們全然的健康，只是我們受到品牌迷思的影響，又對它有強烈的情感依賴。當然，這些商品絕對不是惡魔，我也無可避免地生活在資本主義中。但值得問的問題是：我們有沒有別的選擇，不管是餵飽自己和家人，還是想送個有體面的禮物，除了商人推銷給我們的商品外，有沒有更貼近土地和手心溫度的東西可以給予？

多少年來，農業已經變成講究生產力、效率和利潤的產業，人類貪婪地壓榨自然，讓土地越來越貧瘠。但食物是我們的根，是滋養我們身體的第一線；如果能退一步來看，世界上已經有超過我們所需的食物。

過度追求生產和利潤，留給我們的是貧瘠的土地和不受尊重的農民。如何改變我們既有的文化和習慣，如何在生命中找回喜悅和休息，學會拒絕主流思想，是食療路上一個截然不同的出發點。

隨著時間推進，克里斯也加入我的行列，甚至成為自製食品的傳教者。他接下製作康普發酵茶的任務，替我們家每週準備飲品。回到台灣後，他固定使用不同的熱帶水果製作飲料。芭樂、百香果與鳳梨是他近來的新歡。他耐心等待發酵，期待開瓶瞬間的聲響，並把它當成禮物，分享給同事與朋友。克里斯甚至分享菌母和成立Line群組，鼓勵朋友實驗，在群組裡問問題與上傳進度。

我們幾乎每個禮拜都去農夫市集，卻不需要經常去超市。除了油、鹽、醋這類不太容易自己做的食材外，多數的東西我們都可以自製。這樣的技能

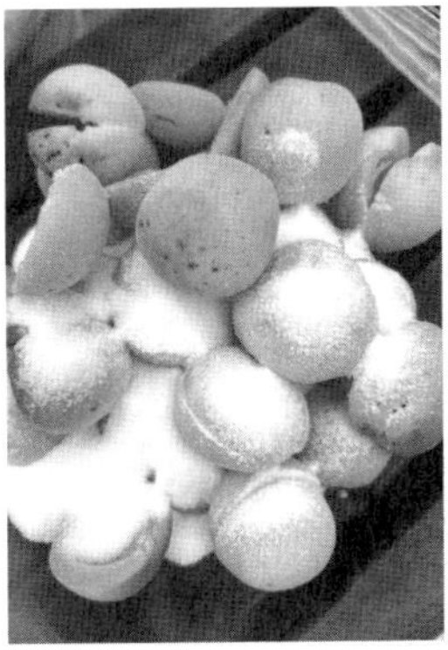

自己做杏桃果醬。

讓我可以擺脫市場的限制，替生活增加了許多樂趣。我不一定隨時有時間可以從頭做起，但只要有空、興趣來了，自己做就會成為一個選項。當懂得基本的醃漬、發酵、密封原理，很多時候不需要特別找食譜，根據當季盛產的或手邊現有的食材，就能變換出許多創意料理。

## 把下廚當成實用又浪漫的技能

另一個透過食物找回自主權的方式，是有創意地運用廚房的剩餘食材。在美國，將近一半的食物被浪費。浪費掉的食物在掩埋場排放溫室氣體，促成全球暖化。在知道這件事後，我們開始盡可能地減少食物浪費。我們不過度消費，每週購買需要的食材，選擇面相不完美但仍美味的蔬果；我們把通常會被直接丟棄的綠花椰菜莖醃來吃，或是把紅蘿蔔的葉子打成義大利麵青醬。克里斯還會蒐集鳳梨果皮，做成酵素清潔劑。

常常有人會問：「現代社會這麼發達，為什麼需要自己做醬料？超市都買得到啊？」但我認為，能夠照顧自己，是人生中很重要的課題。照顧好自己的定義很廣，可以是維持規律作息、生病時知道如何處理，或是結交一群好朋友。但如果你會做菜，不僅能夠餵飽自己，還能夠分享愛給身邊的人。下廚是如此簡單卻又充滿力量的事情。當重大天災發生時，到災區現煮熱騰騰的食物，絕對比發放乾糧來得更振奮人心。

隨著文明的演進，現代人慢慢忘記怎麼抓魚，不認識路上的野草，以為只有到市場才能夠買到食物。我們仰賴工廠把關，相信印在包裝上的保存期限，卻忘記神農嚐百草曾經是人類的本能。成為母親以後，我意識到餵飽孩子不是只有賺錢買食物給他吃，而是從小培養他學會自己種植、好好煮一頓飯、好好生活。

現階段的浩安或許還懵懵懂懂，但我們會在家自己洗愛玉並分享著：「不覺得這樣很酷嗎？」只要學會洗愛玉，冰箱裡隨時就有好吃的愛玉。浩安還會主動提議，要在愛玉裡加上百香果，這是我從未想過的組合，我們都覺得好美味。

另一個午後，浩安催促著我去買綠豆。綠豆買回家，光是在廚房泡水的過程，浩安把手浸在水裡感受著，就已經十分有趣。等到綠豆發大了，我們一起熬煮綠豆湯，加入冰糖，一部分放進冷凍庫，還可以做成冰棒。我不需要花大錢買時下最流行的玩具（或是芬達汽水？），一把綠豆和一點糖，我們就擁有了愉快的親子時光。

我更希望長大後的浩安，可以把下廚當成實用又浪漫的技能，不管是上大學自己住，朋友們擠到他房間聚餐，或是煮一頓好吃的料理給心愛的伴侶。未來的世界充滿著未知，疫情、天災、戰亂，我們不知道食品供應鏈什麼時候會斷。

現代人往往過度依賴超級食物，或是某家業者新推出的減肥餐，當我們只能仰賴他人來取得食物，心靈不會有自由的感覺。我曾經因為過敏，導致很多東西都不敢吃，生病讓人失去了自由，同時也讓我學會，知道如何照顧好自己——增加自己對於食物的基本能力和相關知識，才是食療重要的一步。

# 百香果愛玉凍

**材料**

15g 愛玉子
800ml 自來水，煮沸放涼
1-3 顆 百香果
1 顆 檸檬
蜂蜜適量

**做法**

1. 將愛玉子裝入棉布袋，封口打結。
2. 雙手將愛玉在水中搓揉直到膠質完整釋放，5 分鐘左右。
3. 愛玉裝盒，冷藏 30 分鐘以上直到結凍。
4. 視個人口味加入檸檬汁、百香果汁和果肉、蜂蜜和些許的水，冰涼解暑。

# 食療從心開始

剛認識食療時，腦中浮現的印象是顏色繽紛的天然食材，和徐徐冒煙的養生茶。那是充滿美好嚮往的飲食文化，但在那些食物面前，我卻是經常孤單一人。

我，也許你也是，在食療過程中總是不停地往身體外面探索，期許下一個超級食物或新的飲食趨勢出現，讓我能夠吃得更健康、更遠離病痛。傻傻地走在自以為「食療」這條路上，最終可以找回健康、自信和自由，把生病的身體「修理」好。

當我馬不停蹄地追尋著有機和天然食物，卻沒有一杯蔬果汁或一份排毒餐可以真正療癒我。病痛和失望，總是在下一個路口等待著。

其實在生病初期，白蓮瑜伽中心的碧翠絲就提醒了我，面對病痛最重要的事，是允許和接納。病痛已經發生，是無法抹滅的事實，所有的「為什麼是我？」，所有對於療法的尋尋覓覓，所有的期許和過度努力，都是因為我仍把病痛看作一個外來的、需要解決的敵人。這份敵意造成一種惡性循環，當我不能接納病痛，我就是排斥身體裡生病的細胞，排斥自己。就像一個不被接納的孩子，病痛可能會變本加厲地抗議，左打右踢，讓身體更不舒服，或是情緒更加沮喪。身體的痛已是事實，糾結的心帶來的是更多的苦。

如果身體是敵人，我們怎麼會對它好？怎麼會憐憫、關愛、疼惜它呢？原來態度決定了一切。

直到認識越來越多食農界的友人，在農場工作的日子和多年的食療研究告訴我：真正的療癒得從「心」開始。

病痛已經存在，不管我們的態度如何，身體其實從未猶疑，從沒停止療癒自己：每個傷口，正在被修復；每個病毒，正在被消滅；心臟努力提供新鮮的血液；細胞不斷更新。與其不停地向外尋找快速救贖的方法，身體其實等待的是我們的陪伴。當病痛已是生命的一部分，它要教會我們的，是愛。如何去愛病痛中的自己？第一件事就是接納。

食療其實也是。真正的食療其實並不複雜，最重要也是學會愛。如果把重心放在療癒，過程本身帶有強烈的目的性，為了追求一個好的結果，我們就可能對身體產生敵意，就可能過度努力。但無條件的愛很不一樣，無論我們的身體有沒有病痛、符不符合主流的審美觀，我們都已經夠好，不需要等到醫生認定是否康復，我們一直都值得被愛。

## 從「自我照顧」到「集體照顧」

這些年來，個人主義盛行下，「自我照顧」（self-care）漸漸被重視。彷彿高壓力、高產出的現代社會帶來的辛勞，也只有自己能處理。很快的，「自我照顧」已經成為一項新的產業，卻侷限在紓壓按摩、做臉美容，或是吃一頓美食的生活消費上。其實除了這些方法，還有接近土地、休息、正念飲食、放下資訊焦慮，都是實惠有益的自我照顧。一旦身心靈充滿安全感，就能慢慢帶來正面的改變，以及利他的意願。

除此之外，我更喜歡「集體照顧」（collective-care）的理念，與其在這個忙碌又孤單的社會，一個人努力地照顧自己，我們是否能互助共好呢？就像「餐點接力」一樣，不僅愛自己，同時也關照身邊的人事物。或許，為自己或家人準備餐點時，分量做多一點，也分享給需要的朋友。或許，與其自己練習靜坐或正念覺察，和朋友創個簡訊社群，互相分享收穫和分擔苦惱，彼此鼓勵也不錯。或許，今天的運動不是自己一個人慢跑，而是幫年紀大的鄰居跑個腿。或許，與其用手機搜尋美食，不如去農夫市集選擇支持當地種植、友善土地的食材。

透過具體行動，我們可以創造出更大的愛。

你和街上的每個陌生人、草原上的蚱蜢，都是同樣值得被愛的生命。愛自己，餵養自己，如同餵養你最心愛的朋友、最寶貝的寵物、最敬愛的長輩。然後，以新的食農文化，用共好的心，善待供給我們食物與養分的人、土地和水源。

我願是你共好社群的第一位參與者。

# 我們是祖先最狂妄的夢

二〇二三年暑假，離上一次回美國已經一年了，浩安對很多事情印象模糊，唯獨當我們說到要去派農場住一個晚上時，他完全曉得我們在講什麼。「這次我們也會自己挖馬鈴薯做薯條嗎？我可以採草莓嗎？我們會住他們後面的房間嗎？」出發前，浩安滿懷期待地問著。

抵達派農場後，浩安像是在自己家裡般自在，我們在農場裡頭亂逛，採著他喜歡吃的草莓與黑莓，跟農場的狗狗玩，還坐在耕耘機上。傍晚，我們和農場主人傑瑞與南希採收了晚餐需要的食材，一起料理，也用農場種的玉米自己爆爆米花。臨走前，浩安還幫忙農場主人澆水。

回家路上，原本心情很好的浩安，發現我們忘記帶走農場主人送的三根日曬乾玉米，突然放聲大哭了整整二十分鐘，過去的他從來沒有這樣過。為了安慰浩安，我們趕緊打電話，問問農場有沒有人順路要回灣區，可以幫我們送來那些玉米。

等浩安平靜下來，我問他：「你為什麼這麼難過？是因為玉米嗎？」「對。」「也是因為你不想離開嗎？」浩安含淚點點頭。我們在美國拜訪這麼多地方、做過這麼多事情，唯獨在派農場的那一晚，讓他真心捨不得離開。

## 每個人的存在是這麼有價值

記得我們走在派農場裡，看見蘋果樹下有一個小木牌，上頭漆著：「我們是祖先最狂妄的夢」（We are our ancestors' wildest dreams）。

我再說一次。

我們是祖先最狂妄的夢。

這是個深刻的提醒。

現今社會賦予的機會和某種程度的平等自由，都是我們祖先夢寐以求，繼而勇敢推

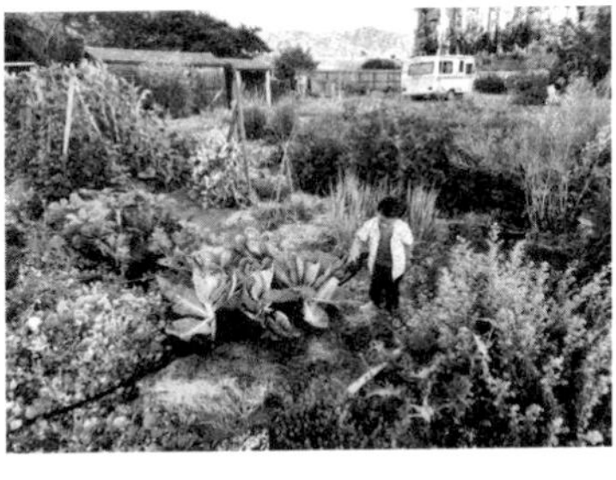

幫忙農場主人澆水。

進造成的。一百年前，可能有位曾祖母夢想著後代子孫能上大學、能投票、能對自己的人生有多一點自主權；也可能有位曾祖父夢想著到全世界旅行，體驗文化。

我們常常覺得自己孤單一人，甚至對於生活怨天尤人，但這句話提醒著我，我們是站在多少前人的肩膀上，他們做了多少、放棄了多少，才成就了我們的今天。

我們能一起做些什麼？

在我百年以後的世界，我會希望我的後代擁有什麼？我希望他們不只能擁有需要的，更希望他們可以跟土地貼近，就像我們在派農場度過的那一晚、享受的那一餐。我希望我的後代心靈富足，知道他的存在有其意義。他能夠選擇適合的職業，能夠對社會有所貢獻，生活過得很踏實。

當我們把精力花在比較你擁有的比較多、我擁有的比較少，我們便無法攜手讓未來更好。我們的祖先辛苦了這麼久，歷經了農業革命、工業革命，讓我們得以豐衣足食，擁有更多的選擇。我們的視野格局不應該只是充滿著「我」，要相信每個人的存在就是祖先最狂妄的夢，是這麼的有價值。無論健康或生病，讓我們好好面對，愛自己，也愛身邊的人。

我吃什麼，
每一個選擇
都會影響這個世界。

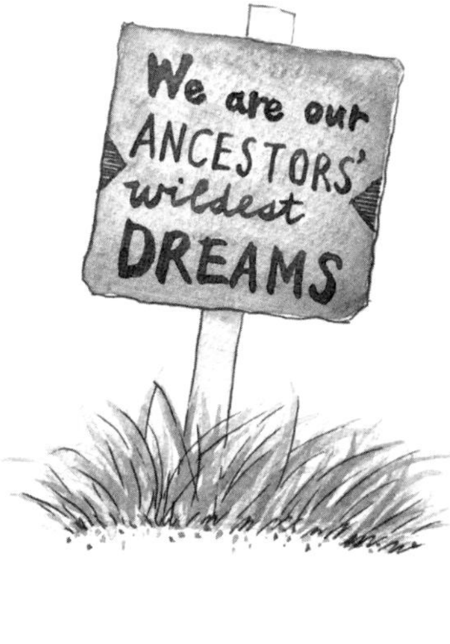

後記／

# 愛與被愛

學習食療後，許多人會問我：「那妳現在都吃什麼？不吃什麼？」這個問題，從來沒有一個簡單的答案，因為一路走來，我知道食療不只是營養學。在克里斯、乾媽和家人朋友的鼓勵下，我決定把我想回答的寫下來。

開始動筆時孩子一歲多，一邊寫著，許多學習食療和在食農界闖蕩的見解又更深切地重新體會一次。以前學習下廚，關愛病痛的身體；現在則陪伴孩子聆聽身體的聲音，時常帶他參與食物的準備。以前試著放下世俗審美觀帶來對身體的苛責，現在則時時覺察自己不經意對孩子體態的評價。帶著孩子一起下田插秧、上山採筍，體驗季節、認識台灣，從他的眼中看到我從未看過的。陪著他學習接受自己、愛自己的同時，其實也是在做我自己一輩子的功課。

記得七、八歲時，我坐在車後座，對開著車的媽媽說：「媽媽，我知道我為什麼來到這個世界了。我是來愛與被愛的。」當時也許是童言童語，但我真的很感謝這場病痛讓我得以直視這個人生課題——如何在生病的狀況下，還能愛與尊重自己；如何接受關愛，讓他人的好意和充滿善意的食物滋潤身心；如何擴大我的視野，不只是憂心自己的健康狀況，而是做出利他又利己的選擇。

我曾想過，如果能夠改變，我會不會希望沒有生過這場病。老實說，過去我對自己的身體充滿失望，甚至厭惡，如今還遺留的一些症狀，也讓生活中許多事情難免心有餘而力不足。但我真的無法選擇沒有這個病痛，錯失這條人生道路。

這一路的風景太美，遇到太多貴人滋養了我的生命，每一位都是老師。

大學時，學校主任史蒂夫先生（Mr. Steve Klass）的聆聽和鼓勵，讓我沒有轉學，而是創辦了說故事社團（Storytime），改變了我的大學體驗，走上故事助產士的路。里克牧師（Mr. Rick Spalding）的支持，送給我的第一個頌缽，讓我慢下來傾聽自己的使命。每一位信任我，願意分享自己生命故事的同學、職員和老師，都讓我見證到故事的力量。

謝謝我的家人，尤其是親愛的爸爸媽媽送我出國念書，容忍我的叛逆和探險性格。謝謝你們信任和支持我學習食療，在還沒人懂「故事能改變食農文化」時鼓勵我創立基金會。你們聆聽我的夢想，容忍我的實驗菜色，陪伴我找尋台灣的永續食材，還有爸爸將我的理念轉化成台灣好基金會近十年的「神農計畫」。我愛你們。

食物文化合作社是我人生老師的聚集地，每一位義工和工作夥伴都讓基金會成為改變美國飲食文化的生力軍。你們也讓我體驗到合作、不放棄和發揮創意解決問題，能讓一個夢成真。每一位來分享故事的食農業者，都影響著美國食農文化的未來話語權，也改變了我對社會、大自然和人生的見解。

感謝遠流，感謝明雪、祥琳和意雯從見面就相信這些故事值得分享。即使我只有國中程度的中文能力，你們也從來不嫌棄。

感謝婉琪的採訪和整理，讓寫書的過程不孤單。感謝插畫家小朱，將人生第一次的美好插畫詮釋給了這本書。感謝保母柔安，陪伴浩安認識世界，也讓我有時間安靜寫下想說的話。

最後，當然謝謝克里斯。你是我的人生夥伴，我們並肩學習，調整實現生活價值，創造我們引以為傲的家庭。你也是我的忠實加油員，當心累時總是陪伴著我，提醒我回頭看看我們已經走了多遠。

還有浩安，謝謝你教會媽媽的一切，人生的路上我們一起學習。媽咪愛你。

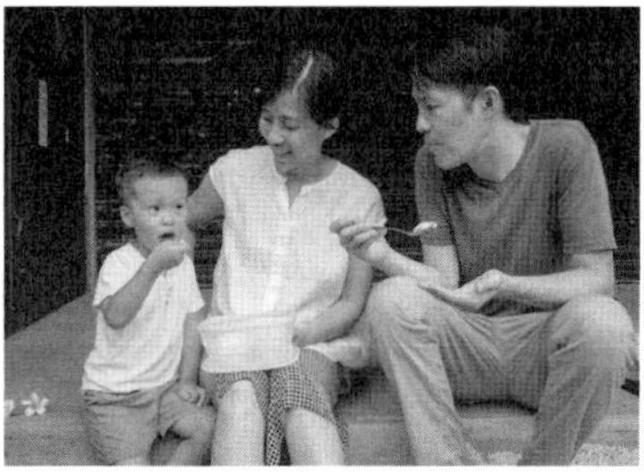

（Cahleen Hudson 攝）

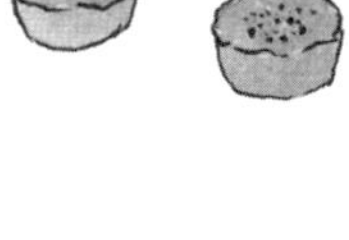

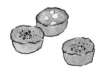

Harley Farms Goat Diary, Pescadero（羊奶製品）
Pie Ranch, Pescadero（蔬菜水果、派、手工製品）
Root Down Farm（放牧肉品）
Swanton Berry Farm, Davenport（加州第一間有機草莓農場，可自採草莓）

## ※ 實體和網路市場 ※

Berkeley Bowl Marketplace, 柏克萊
Bi-Rite Market, 舊金山
Good Eggs 網購農夫市集
Mandela Grocery Cooperative, 奧克蘭
Other Avenues Grocery Cooperative, 舊金山
Rainbow Grocery Cooperative, 舊金山

## ※ 基金會或企業 ※

Aeden Fermented Foods（日式發酵產品）
Diaspora Co.（環境再生、公平貿易香料）
Food Culture Collective（食物文化合作社）
La Cocina（女性移民食品創業基金會）
Nana Joes Granola（無麩質、全素燕麥製品）
Red Bay Coffee（多元包容、環境咖啡）
Second Generation Seeds（亞洲文化傳承蔬菜種子）
Teranga Foods（塞內加爾傳統食材，如猴麵包樹，與製成食品）
The Gypsy Fish Co.（野生阿拉斯加鮭魚）
Volcano Kimchi（加州風味的韓式泡菜）

## ※ 永續特色餐廳 ※

Bi-Rite Creamery（許多特色農場合作口味冰淇淋）
Fish.（永續海鮮）
Garden Creamery（自然放牧牛乳冰淇淋）
Kin Khao 和 Nari（有故事的泰式料理）
Los Cilantros（農夫市集食材的墨西哥菜）
Nopa（當季永續食材，木材窯烤）
Reem's California（阿拉伯風味，加州食材）
Shuggie's（剩食披薩和自然酒）
所有 La Cocina 協助成立的餐廳

附錄

# 灣區食農推薦（都是自己去過或吃過的喔！）

## ※ 農夫市集 ※

### 舊金山

Alemany Farmers' Market（禮拜六）
Clement Street Farmers' Market（禮拜天）
Foodwise Ferry Plaza Farmers' Market（禮拜二、禮拜四、禮拜六）
Fort Mason Farmers' Market（禮拜天）
Heart of the City Farmers' Market（禮拜三、禮拜天）
Mission Community Market（禮拜四）

### 東灣

Berkeley Downtown Farmers' Market（禮拜六）
Grand Lake Farmers' Market（禮拜六）
Jack London Square Farmers' Market（禮拜天）
North Berkeley Farmers' Market（禮拜四）
South Berkeley Farmers' Market（禮拜二）

### 北灣

Marin Farmers' Market, San Rafael（禮拜天）

### 矽谷

Mountain View Farmers' Market（禮拜天）
Pescadero Farmers' Market（禮拜四）
San Mateo College Farmers' Market（禮拜六）

## ※ 可參觀或網購的農場 ※

Bluma Farm（柏克萊屋頂鮮花）
Cultural Roots Nursery（亞洲蔬菜幼苗）
Eatwell Farm（蔬菜水果、蛋、精油花精）
Gospel Flats Farm（蔬菜水果、蛋、鮮花）
Green Gulch Farm（舊金山禪修中心的農場）

# 用愛發酵

**和食物對話，**
**從我到我們的療癒之路**

作者——柯沛如
採訪整理——游婉琪
照片提供——柯沛如
插畫、手繪字——朱亭樺

副總編輯——鄭祥琳
美術設計——王瓊瑤
行銷企劃——舒意雯
出版一部總編輯暨總監——王明雪

發行人——王榮文
出版發行——遠流出版事業股份有限公司
地址——臺北市中山北路一段 11 號 13 樓
電話——02-2571-0297
傳真——02-2571-0197
郵撥——0189456-1

著作權顧問——蕭雄淋律師
2023 年 10 月 1 日　初版一刷
2023 年 12 月 10 日　初版二刷
定價——新臺幣 380 元
（缺頁或破損的書，請寄回更換）
有著作權・侵害必究 Printed in Taiwan
ISBN —— 978-626-361-266-2

國家圖書館出版品預行編目 (CIP) 資料

用愛發酵：和食物對話，從我到我們的療癒之路
柯沛如著 .-- 初版 .-- 臺北市：遠流 ,2023.10
面；　公分 ( 綠蠹魚叢書；YLNB81)
ISBN 978-626-361-266-2 ( 平裝 )

1.CST：健康飲食 2.CST：食療

411.3　　112014902

遠流博識網
http://www.ylib.com　E-mail: ylib@ylib.com
遠流粉絲團　www.facebook.com/ylibfans